225 Anaesthesiologie und Intensivmedizin
Anaesthesiology and Intensive Care Medicine

vormals „Anaesthesiologie und Wiederbelebung"
begründet von R. Frey, F. Kern und O. Mayrhofer

Herausgeber:

H. Bergmann, Linz (Schriftleiter)
J. B. Brückner, Berlin · M. Gemperle, Genève
W. F. Henschel, Bremen · O. Mayrhofer, Wien
K. Meßmer, München · K. Peter, München

W. Heinrichs

PEEP und ARDS

Modellsimulation
atemmechanischer Kenngrößen

Mit 35 Abbildungen und 25 Tabellen

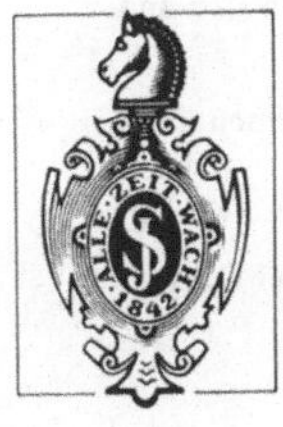

Springer-Verlag
Berlin Heidelberg New York
London Paris Tokyo
Hong Kong Barcelona
Budapest

Priv.-Doz. Dr. med. Wolfgang Heinrichs
Klinik für Anästhesie, Universität Mainz
Langenbeckstraße 1, 6500 Mainz 1

ISBN-13: 978-3-540-55973-3   e-ISBN-13: 978-3-642-77820-9
DOI: 10.1007/978-3-642-77820-9

Die Deutsche Bibliothek – CIP-Einheitsaufnahme
Heinrichs, Wolfgang: PEEP und ARDS: Modellsimulation atemmechanischer
Kenngrößen / W. Heinrichs. –
Berlin; Heidelberg; New York; London; Paris; Tokyo; Hong Kong; Barcelona;
Budapest: Springer, 1993
(Anaesthesiologie und Intensivmedizin; 225)

Satz: Reproduktionsfertige Vorlage vom Autor   Druck: Zechnersche Buchdruckerei, Speyer
Bindearbeiten: J. Schäffer, Grünstadt

Danksagung

Es ist mir ein Bedürfnis, mich bei den folgenden Personen und Institutionen für die maßgebliche Unterstützung bei der Durchführung der Untersuchungen sowie der ideellen, technischen und finanziellen Unterstützung sehr herzlich zu bedanken.

Auf finanziellem Sektor wurde die Arbeit aus Mitteln für Forschung und Lehre des Fachbereiches Medizin, von der Gesellschaft der Mainzer Narkophilisten, von der Sömmering Gesellschaft Mainz und der Fa. Eigenbrodt Feinmechanik unterstützt.

Die Ärzte und Pflegekräfte der Intensivtherapiestation der Klinik für Anästhesiologie haben für die aufwendigen Messungen stets viel Verständnis und Hilfsbereitschaft gezeigt.

Herr Quirin und Herr Buggenhagen haben im Rahmen ihrer Dissertationen bei den Messungen sowie der Dokumentation und der Auswertung der Daten geholfen. Herr Dany hat als Diplomand der Physik bei der Programmierung der Modellanpassung und Auswertung der Daten mitgewirkt und bei der Erstellung verschiedener Abbildungen geholfen.

Herrn Univ.-Prof. Dr. Hommel (Institut für Medizinische Statistik und Dokumentation) danke ich für die Beratung bei der statistischen Auswertung der Daten.

Herr Müller und Herr Eck (Abteilung für Biomedizinische Technik) haben mir stets bei Problemen mit der Respiratortechnik und dem Prüfverfahren nach MedGV des Beatmungsgerätes geholfen.

Mein besonderer Dank gilt Herrn Dahl (Fa. Eigenbrodt Feinmechanik), der die Mechanik des Beatmungsgerätes in seinem Betrieb im Rahmen der Meisterprüfung seines Feinmechanikers Herrn Stöver anfertigen ließ und hierfür auch alle Kosten übernahm.

Dem Leiter der Klinik für Anästhesiologie, Herrn Univ.-Prof. Dr. Dick, danke ich für die Möglichkeit, die klinischen Messungen durchführen zu können, und für die vielen Hilfestellungen, die ich in den letzten Jahren von ihm erhielt.

Mein besonderer Dank gilt Herrn Univ.-Prof. Dr. Beckmann (Institut für Physik, Abteilung für nichtlineare Dynamik) für die umfangreiche Hilfe bei der mathematischen Formulierung des nichtlinearen Zweikompartimentmodells. Er hat große Teile der Programmierung der Simulation ausgeführt und die Realisierung dieses Modells ermöglicht.

Herr Univ.-Prof. Dr. Halmágyi (Klinik für Anästhesiologie) hat mich seit 1984 als Habilitand betreut und gefördert. Er sorgte für die großzügige Ausstattung der Arbeitsgruppe mit Computern und anderen Hilfsmitteln, ohne die diese Arbeit nicht hätte durchgeführt werden können. Bei der Erstellung der Arbeit erhielt ich von ihm stets neue Anregungen und positive Kritik. Ich bin ihm zu besonderem Dank verpflichtet.

Herr Dipl.Phys. H.-J. Baldering hat dieses Buch auf dem PC in vielen Stunden geduldiger Arbeit gesetzt. Ihm möchte ich abschließend ganz herzlich danken.

Abkürzungen und Definitionen

$AaDO_2$	Alveolo-arterielle Sauerstoffdruckdifferenz
AF	Atemfrequenz
AMV	Atemminutenvolumen
AO_2I	Index des Sauerstoffangebotes
$ARDS$	Adult respiratory distress syndrome
AZV	Atemzugvolumen
BSA	Körperoberfläche
C	Compliance
caO_2	Arterieller Sauerstoffgehalt
ccO_2	Pulmonal-kapillärer Sauerstoffgehalt
C_{dyn}	Dynamische Compliance
Cd	Differentielle dynamische Compliance
Cd_{anf}	Differentielle dynamische Compliance zu Beginn der Inspiration
Cd_{max}	Maximaler Wert der differentiellen dynamischen Compliance
Cd_{end}	Differentielle dynamische Compliance am Ende der Inspiration
CI	Herzindex
CO	Herzzeitvolumen
C_{qstat}	Quasistatische Compliance
cvO_2	Gemischtvenöser Sauerstoffgehalt
C_0	Maximale Compliance (Modellparameter)
Ψ	Eigenwertfunktion (Modell)
f	Atemgasfluß
FiO_2	Fraktion der inspiratorischen Sauerstoffkonzentration
LIS	Lung-Injury-Score
MAP	Arterieller Mitteldruck
$MPAP$	Pulmonal-arterieller Mitteldruck
$n.s.$	nicht signifikant
$Oxygind$	Oxygenierungsindex
p	Beatmungsdruck; in der Statistik Signifikanzwert
$paCO_2$	Arterieller Kohlendioxidpartialdruck
pAH_2O	Alveolärer Wasserdampfdruck
paO_2	Arterieller Sauerstoffpartialdruck
pAO_2	Sauerstoffpartialdruck in der Alveole
$pBaro$	Luftdruck

$PCWP$	Pulmonal-kapillärer Verschlußdruck
$PEEP$	Positiver endexspiratorischer Druck
p_{endexsp}	Gemessener endexspiratorischer Druck
pH	Negativer Logarithmus der H^+-Ionen Konzentration
$PI - Regler$	Proportional-Integral-Regler
$PID - Regler$	Proportional-Integral-Differential-Regler
p_{insp}	Inspiratorischer Spitzendruck (am Ende der Inspiration)
p_{lin}	Linearer Druckbereich (Modellparameter)
p_{max}	Maximaler Tubusdruck (Modellparameter)
p_{pause}	Pausendruck (am Ende der Pause)
pvO_2	Gemischtvenöser Sauerstoffpartialdruck
$pvCO_2$	Gemischtvenöser Kohlendioxidpartialdruck
$PVRI$	Index des pulmonalvaskulären Gefäßwiderstandes
p_0	Druckwert, bei dem C_0 erreicht wird (Modellparameter)
Qs/Qt	Veno-arterielles pulmonales Shuntvolumen
R	Atemwegswiderstand, Resistance
R_{app}	Strömungswiderstand des Ausatemteils des Beatmungsgerätes
χ^2	Mittleres Quadrat der Abweichungen (Modellparameter)
saO_2	Arterielle Sauerstoffsättigung
svO_2	Gemischtvenöse Sauerstoffsättigung
t	Zeit
τ	Zeitkonstante $(R \cdot C)$ unter der Annahme eines linearen Verhaltens von R und C. Im Falle des nichtlinearen Modells wird der Ausdruck "charakteristische Zeit" hierfür verwendet.
t_{exsp}	Exspirationszeit
t_{insp}	Inspirationszeit
t_{pause}	Inspiratorische Pausenzeit
t_{zykl}	Gesamtdauer eines Atemzuges
$TPRI$	Index des totalen peripheren Gefäßwiderstandes
V	Atemgasvolumen
V_0	Atemgasvolumen in einem Kompartiment beim Druck p_0 (Modellparameter)
Vt_{insp}	Inspiratorisches Atemzugvolumen
Vt_{exsp}	Exspiratorisches Atemzugvolumen
ZDM	Meßzeitpunkt
ZVD	Zentralvenöser Druck

Unter dem Begriff **Compliance** wird in dieser Arbeit generell die **effektive Compliance** verstanden, d.h. es handelt sich um die Compliance des gesamten respiratorischen Systems, die aus der Nachgiebigkeit von Lunge, Thoraxwand und Zwerchfell gebildet wird.

Unter der **statischen Compliance** wird die Compliance unter statischen Bedingungen, d.h. bei völligem Druckausgleich zwischen den Alveolen und dem Meßort verstanden. Sie ist nur von elastischen Eigenschaften des respiratorischen Systems abhängig.

Der Begriff **quasistatische Compliance** weist daraufhin, daß diese unter den Bedingungen einer fehlenden äußeren Gasströmung am Ort der Druckmessung bestimmt wurde, die Zeitdauer dieser Bedingung jedoch u.U. nicht hinreichend war, um statische Verhältnisse herzustellen (im Inneren der Lunge können noch Ausgleichsvorgänge ablaufen, wenn die äußere Strömung bereits Null ist). Die quasistatische Compliance ist überwiegend von den elastischen Eigenschaften des respiratorischen Systems abhängig.

Der Begriff **dynamische Compliance** schließlich deutet daraufhin, daß diese unter den Bedingungen einer realen Gasströmung gemessen wurde, d.h. sie ist von elastischen und viskösen Eigenschaften sowie den Widerständen des respiratorischen Systems abhängig.

Unter einem **Modell** wird generell die Darstellung (Simulation) von klinisch-physiologischen Gegebenheiten durch mathematische Beziehungen verstanden. Das in dieser Arbeit vorgestellte Zweikompartimentmodell stellt eine Simulation auf der Basis eines funktionellen Zusammenhanges und nicht anatomischer Gegebenheiten dar, d.h. es werden nicht etwa die rechte und linke Lungenhälfte durch das Modell simuliert, sondern funktionelle Einheiten der Lunge, die diffus in der realen Lunge verteilt sein können. Somit handelt es sich um ein Funktionsmodell der Lunge, nicht um ein Strukturmodell.

Unter dem Begriff **Modellanpassung** bzw. **Optimierung** wird eine möglichst genaue Annäherung des Modellverhaltens an gemessene Daten verstanden, d.h. daß die das Modell beschreibenden Parameter so bestimmt sind, daß gemessene Daten so genau wie möglich durch das Modell reproduziert werden können.

Inhaltsverzeichnis

1. Einleitung

1.1 Klinische Gesichtspunkte zum *ARDS*

Vor mehr als 20 Jahren beschrieben Ashbaugh und Mitarbeiter [8] 12 Patienten
aus einem Kollektiv von 272 Patienten, die auf verschiedenen Intensivstationen
wegen einer respiratorischen Insuffizienz behandelt wurden. Diese 12 Patienten
wiesen auffällige klinische, pathophysiologische und radiologische Befunde auf,
die sich von dem übrigen Kollektiv unterschieden. Die 12 Patienten litten unter
schwerer Dyspnoe, Tachypnoe und einer Zyanose, die sich durch Sauerstoff-
gabe nicht bessern ließ. Die Compliance des gesamten respiratorischen Systems
war deutlich erniedrigt, und auf dem Thoraxröntgenbild waren diffuse intersti-
tielle und alveoläre Infiltrate sichtbar. Bei 7 Patienten erbrachte die pathologi-
sche Untersuchung der Lungen den Befund ausgeprägter Atelektasen, diffuser
Flüssigkeitsanreicherungen, hämorrhagischer Infiltrate, Umbau des Lungengewebes (wegen der Ähnlicheit mit Milzgewebe später auch als "Splenisation" der
Lunge bezeichnet (Bachofen und Weibel 1974, [10]; Bachofen und Weibel 1982,
[11]) und hyaline Membranen. In Anlehnung an die Befunde des kindlichen
Atemnotsyndroms (IRDS) und wegen der großen Ähnlichkeit sprachen Ashbaugh und Mitarbeiter von "Acute Respiratory Distress in Adults". Vier Jahre
später führten Petty und Ashbaugh den Begriff "Adult Respiratory Distress
Syndrome (*ARDS*)" für dieses Krankheitsbild ein (Petty und Ashbaugh 1971,
[106]).
Seit dieser ersten Mitteilung wurde das *ARDS* in einer Vielzahl von Arbeiten klinisch, ätiologisch, biochemisch, pathophysiologisch und experimentell beschrieben. Bedrückend ist, daß die Mortalität des Krankheitsbildes allen An-
strengungen zum Trotz hoch ist und bislang auch nicht durch aufwendige inten-
sivmedizinische, pharmakologische oder apparative Behandlungstechniken gesenkt werden konnte. Vergleicht man die Mortalität der ersten Untersuchung
von Ashbaugh et al. (7 von 12 Patienten verstarben) mit neueren Arbeiten,
wird dies deutlich: 1985 bezifferte Petty die Mortalitätsrate mit 60% oder höher
(Petty 1985, [104]), 1988 noch mit 50% oder höher (Petty 1988, [105]). Vergleichbare Zahlen wurden auch von anderen Autoren genannt (Fowler et al. 1985, [45];
Rinaldo 1986, [115]).

Definition des ARDS

Unter dem Begriff *ARDS* faßt man heute eine Vielzahl von Krankheitsbildern zusammen, deren gemeinsames Symptom eine diffuse Schädigung des Lungenparenchyms ist. Die Definition von Pontoppidan und Mitarbeitern (Pontoppidan et al. 1973, [108]), die als Hauptsymptom der akuten respiratorischen Insuffizienz eine arterielle Hypoxie bei fehlendem kardialem Rechts-Links-Shunt ansahen, beschreibt damit aus heutiger Sicht nur einen Teilaspekt der Erkrankung. Moderne Definitionen des *ARDS* räumen der akuten Schädigung des Lungenparenchyms einen hohen Stellenwert (Murray et al. 1988, [91]) ein. Murray et al. entwickelten hierzu einen "Lung-Injury-Score" (*LIS*). Der *LIS* besteht aus 4 Komponenten, von denen jede mit 0 bis 4 Punkten nach der individuellen Befundausprägung bewertet wird:

1. Schweregrad und Ausdehnung des interstitiellen und alveolären Ödems im Thoraxröntgenbild.

2. Der Oxygenierungsindex (paO_2/FiO_2).

3. Der positive endexspiratorische Druckwert (*PEEP*), der zur Erzielung eines arteriellen Sauerstoffpartialdruckes von über 60 mmHg bei einer inspiratorischen Sauerstoffkonzentration von maximal 50-60% erforderlich ist.

4. Die quasistatische Compliance des gesamten respiratorischen Systems.

Der *LIS* ergibt sich als Mittelwert der Punkte der 4 Komponenten. Die Klassifizierung erfolgt nach Murray et. al. in drei Gruppen:

Score 0:	keine Lungenschädigung
Score $0,25 - 2,5$:	leichte oder mittlere Lungenschädigung
Score $> 2,5$:	schwere Lungenschädigung im Sinne eines *ARDS*

Vom *ARDS* abzugrenzen sind solche Syndrome, bei denen eine respiratorische Insuffizienz ohne ätiologische Beteiligung des Lungenparenchyms besteht. Hierzu zählen vor allem das Hochdrucködem (kardial oder hypervolämisch), bakterielle Bronchopneumonien (umstritten), Erkrankungen der Atemwege und einige seltenere Lungenkrankheiten (Ashbaugh 1972, [7]).

Ursachen des ARDS

Das *ARDS* beruht auf einem multifaktoriellen Geschehen, dessen Einzelkomponenten bis heute nur ungenau bekannt sind. Eine Vielzahl von Faktoren wurde mit dem *ARDS* in Zusammenhang gebracht, ohne daß bis heute geklärt werden konnte, welcher Stellenwert dem einzelnen bei der Ätiologie des *ARDS* zukommt. Bei diesen Faktoren handelt es sich im wesentlichen um Mediatoren aus dem Bereich des Komplementsystems, Elastasen und Proteasen, Elemente der Blutgerinnung und Fibrinolyse, Prostaglandine, Sauerstoffradikale, Proteinasen sowie einige mehr (Übersichten bei Beyer und Sirtl 1984, [17]; Faymonville und Lamy 1987, [42]).

Stadieneinteilung des ARDS

Die klassische Einteilung des klinischen Erscheinungsbildes des *ARDS* in 4 Stadien nach Moore und Mitarbeitern [87] wurde inzwischen zugunsten einer Einteilung in drei Phasen verlassen (Wolff et al. 1980, [146]):

- Die akute oder exsudative Frühphase
  In dieser Phase wirken die auslösenden Noxen vor allem auf die glatten Muskelzellen der pulmonalen Arteriolen und die präkapillären Sphinkter ein, so daß ein Anstieg des pulmonal-vaskulären Widerstandes resultiert. Aufgrund eines Ungleichgewichtes des Vorkommens von glatter Muskulatur in den intraalveolären Kapillargebieten und den nutritiven Gefäßen der Lunge kommt es zu einer Umverteilung des Blutflusses zu den nutritiven Gefäßen hin; das führt zu einem Anstieg des intrapulmonalen Rechts-Links Shunts. Durch Störung der Mikrozirkulation aufgrund von Thrombozyten- und Erythrozytenaggregationen resultieren progrediente Ischämie, metabolische Azidose der Alveolarepithelien, Synthesestörungen des Surfactant in den Pneumozyten Typ II und Extravasation einer eiweiß- und fibrinreichen Flüssigkeit in das Lungeninterstitium und die Alveolen. Durch sekundäre Infektionen entstehen fleckförmige Ansammlungen von Granulozyten im Lungengewebe bis hin zu kleinen oder konfluierenden Abszeßbildungen. Teilweise sind die Alveolen vollständig mit Exsudat und hyalinen Membranen gefüllt. In benachbarten Bezirken können die Alveolen deutlich überbläht sein. Somit finden sich in der Lunge Kompartimente mit sehr unterschiedlichen Eigenschaften dicht nebeneinander (Bachofen et al. [9],[10],[11]).

- Die chronische oder proliferative Phase
  In dieser Phase findet man charakteristische Befunde der Hämodynamik und des Gasaustausches (Wolff et al. 1980, [146]):

  - Zunahme des pulmonalen Gefäßwiderstandes

  - Pulmonal-arterielle Hypertonie

  - Zunahme des intrapulmonalen Shuntvolumens

  - Arterielle Hypoxie

  - In späteren Stadien Hyperkapnie

Die Zunahme des pulmonalen Gefäßwiderstandes und die pulmonal-arterielle Hypertonie hängen unmittelbar mit der Verlegung großer Anteile der pulmonalen Strombahn durch Mikrothromben zusammen (Zapol et al. 1977, [149],[150]). Die Zunahme des intrapulmonalen Shuntvolumens kann sowohl durch die vermehrte Perfusion der nutritiven Gefäße im Kapillarbett der Lunge als auch durch die Abnahme der funktionellen Residualkapazität (FRC) (s.u.) erklärt werden. Powers wies zwischen der Größe des intrapulmonalen Shuntvolumens und der FRC eine negative Korrelation nach (Powers 1974, [110]). Die resultierende Hypoxie kann aufgrund des hohen Shuntflusses kaum durch eine Erhöhung der inspiratorischen Sauerstoffkonzentration beeinflußt werden (Wolff 1977, [145]). In der Folge kann es zu einer allmählichen Aggravierung der Veränderungen in der pulmonalen Strombahn kommen: Der pulmonale Gefäßwiderstand, der pulmonalarterielle Druck und das intrapulmonale Shuntvolumen steigen weiter an. Durch die chronische Belastung des rechten Ventrikels entwickelt sich eine zunehmende Rechtsherzinsuffizienz. Da der linke Ventrikel hiervon indirekt betroffen wird, nimmt das Herzzeitvolumen in einer terminalen Phase ab (Elzinger et al. 1974, [38]; Laver et al. 1980, [73]). Da gleichzeitig der Sauerstoffgehalt reduziert ist, fällt das Sauerstoffangebot unter die kritische Grenze von 8 ml/kgKG/min (Rashkin et al. 1983, [114]) ab und der Patient verstirbt aufgrund der zunehmenden Sauerstoffschuld.

- Die Heilungsphase
Dieses Stadium ist durch eine massive Proliferation des Bindegewebes gekennzeichnet. Selten wird eine restitutio ad integrum entstehen. So konnte an Affen drei Monate nach einer schweren Sauerstoffintoxikation eine weitgehende Rückbildung der pulmonalen Schädigung nachgewiesen werden (Kapancy et al. 1969, [68]). Auch aus der Klinik sind (wenige) Fälle bekannt, bei denen in Nachuntersuchungen normale Lungenkapazitäten und Diffusionsverhältnisse gefunden wurden. Leider sind dies Ausnahmen. Meist bleibt eine Einschränkung der Lungenleistung zurück, deren morphologisches Substrat in dem bindegewebigen Umbau der Alveolarsepten zu suchen ist (Simpson et al. 1978, [125]).

Atemmechanik bei ARDS

Die Bestimmung relevanter Parameter der Atemmechanik beim Patienten im *ARDS* ist wegen der klinischen Situation und der Tatsache, daß diese Patienten in der Regel maschinell beatmet werden, nicht mit der Bestimmung der Atemmechanik im Rahmen eines Lungenfunktionslabors (Body-Plethysmographie) möglich bzw. zu vergleichen. Daher werden andere Methoden zur Beschreibung der Atemmechanik des beatmeten Intensivpatienten verwendet:

- Statische Lungenvolumina können durch Gas-Dilutionsmethoden ermittelt werden (Comroe et al. 1962, [25]). Die Bestimmung der funktionellen Residualkapazität mit Hilfe von Stickstoff-Auswaschkurven ist ein häufig angewendetes Beispiel hierfür, erfaßt jedoch nur das sog. austauschbare Volumen (Suter 1985, [129]).

- Drucke in den Atemwegen bzw. transpulmonale Drucke können relativ einfach und genau gemessen werden. Sie beziehen sich gewöhnlich auf das gesamte respiratorische System, da der intrapleurale Druck direkt nur durch einen intrapleuralen Katheter und indirekt nur durch die Bestimmung des intraösopha-gealen Druckes ermittelt werden kann. Obwohl einige Autoren der Bestimmung des intraösophagealen Druckes eine hohe Bedeutung zumessen (Wolff 1977, [145]), ist die Betrachtung des gesamten respiratorischen Systems stärker verbreitet und in geringerem Maße fehleranfällig (Falke et al. 1972, [41]; Suter 1985, [129]).

- Die Compliance des respiratorischen Systems kann aufgrund einer Zwei-Punkt-Bestimmung der Steigung der inspiratorischen Druck-Volumenbeziehung erfolgen, ein Verfahren, welches erstmalig von Don und Robson 1965 am beatmeten Patienten vorgeschlagen wurde (Don und Robson 1965, [33]). Die so berechnete Compliance wird als **dynamisch** bezeichnet, wenn das inspiratorische Atemzugvolumen durch die Differenz von inspiratorischem Spitzendruck und endexspiratorischem Druck dividiert wird, bzw. als **quasistatisch**, wenn anstelle des Spitzendruckes der Druck am Ende einer inspiratorischen Pausenphase Verwendung findet (Suter et al. 1978, [131]). Eine zweite Möglichkeit der Compliance-Bestimmung besteht in der Aufzeichnung von Druck-Volumenkurven unter den Bedingungen eines sehr kleinen inspiratorischen Flusses; hierbei wird die **statische** Compliance aus der Steigung dieser Kurve ermittelt (Holzapfel et al. 1983, [61]; Mankikian et al. 1983, [79]). Alternativ hierzu kann die Lunge stufenweise gefüllt werden, eine Technik die auf die von Janney entwickelte "super-syringe" zurückgeht (Janney 1959, [64]). Verbindet man die Druck-Volumen-Werte am Ende einer jeden Stufe, so erhält man wiederum eine statische Druck-Volumen-Kurve, deren Steigung der statischen Compliance des Systems entspricht (Matamis et al. 1984, [80]; Mathe et al. 1987, [81]). Dieses Verfahren wurde von Gattinoni mit Hilfe einer elektrisch betriebenen Spritze automatisiert.

- Die Resistance kann am beatmeten Patienten mittels oszillometrischer Technik bestimmt werden. Genaue Methoden sind aufwendig und stehen erst in jüngerer Zeit technisch zur Verfügung (Fouke 1989, [44]).

Von besonderer pathophysiologischer Bedeutung für die Atemmechanik sind Störungen der Synthese und Zusammensetzung des Surfactant. Die Synthese in den Pneumozyten Typ II wird durch die metabolische Entgleisung infolge der beeinträchtigten Mikrozirkulation vermindert. Darüberhinaus wird der Surfactant durch sequestrierte Proteine inaktiviert. Untersucht man Surfactant aus broncho-alveolärem Lavagematerial von *ARDS*-Patienten in der Wilhelmi-Waage, so werden die Störungen der elastischen Eigenschaften des Surfactant deutlich erkennbar. Die hierbei zu beobachtenden Kurven weisen eine große

funktionelle Übereinstimmung mit dem Verlauf der Druck-Volumen-Schleife des beatmeten Patienten im *ARDS* auf und tragen so zu der Erklärung der atemmechanisch zu beobachtenden Phänomene bei; hierauf wiesen Petty et al. bereits 1979 hin ([107]; siehe auch Hoppin und Hildebrandt 1977, [62]).
In der Akut- bzw. Frühphase des *ARDS* findet sich stets eine Abnahme der funktionellen Residualkapazität, die auf die Hälfte des Normalwertes verringert sein kann (Pontoppidan et al. 1973, [108]; Falke et al. 1972, [41]). Ursächlich liegt dieser *FRC*-Verminderung ein Verschluß von Alveolareinheiten zugrunde, der zwanglos aus den morphologischen Veränderungen im *ARDS* hergeleitet werden kann. Parallel mit der Erniedrigung der funktionellen Residualkapazität kommt es regelmäßig zu einer Abnahme der Compliance. Die quasistatische Compliance wurde von Suter et al. [130] neben dem Sauerstoffangebot als Gesichtspunkt zur Optimierung der Höhe des endexspiratorischen Druckes herangezogen, da eine gewisse Übereinstimmung desjenigen *PEEP*-Wertes, bei dem das Maximum des Sauerstoffangebotes erreicht wurde, mit dem, bei dem die quasistatische Compliance einen maximalen Wert annahm, beobachtet wurde.
Neben vollständig mit Ödemflüssigkeit angefüllten und somit nicht mehr zu belüftenden Alveolarbezirken existieren im *ARDS* andere Lungenkompartimente, die unter maschineller Beatmung kurzfristig eröffnet und somit belüftet werden können. Dies wurde zuerst von West 1975 nachgewiesen [142].
Die Resistance zeigt ein uneinheitliches Verhalten: Regional können kleinere bzw. terminale Luftwege durch interstitielles Ödem oder Überblähung benachbarter Regionen eingeengt werden, so daß eine hohe Resistance resultiert. Andererseits werden durch die Beatmung mit *PEEP* die Luftwege u.U. erweitert, so daß in anderen Regionen eine niedrige Resistance zu beobachten ist. In terminalen Stadien wird exspiratorisch oft eine wesentlich höhere Resistance als inspiratorisch beobachtet. Dies führt zu dem verstärkten Auftreten von sog. "trapped air", d.h. Alveolarvolumen, welches nicht mehr am Gasaustausch teilnimmt (Pedley et al. 1977, [100]).

1.2 Beurteilung der maschinellen Beatmung bei *ARDS* unter besonderer Berücksichtigung des endexspiratorischen Druckes

Die folgenden Richtlinien wurden zur Einstellung der Beatmung von Patienten mit *ARDS* von den meisten Untersuchern eingehalten (Wolff et al. 1980, [146]):

- Volumenkontrollierte Beatmung

- Tiefe Atemfrequenz (6-10 min^{-1}), hohes Atemzugvolumen (15 ml/kgKG)

- Niedriger inspiratorischer Fluß, Atemzeitverhältnis von 1:1, evtl. umgekehrtes Atemzeitverhältnis ($> 1{:}1$)

- Inspiratorische Sauerstoffkonzentration möglichst unter 50%-60%

- *PEEP* von 10 cmH$_2$O; Erhöhung in Schritten von 5 cmH$_2$O

Die ersten Punkte sollten vor allem der gleichmäßigen Belüftung der Lunge dienen, während die Wahl einer möglichst niedrigen inspiratorischen Sauerstoffkonzentration toxischen Effekten des Sauerstoffs vorbeugt. Hierüber gibt es in der Literatur eine recht einheitliche Meinung (Dobb 1988, [32]). Große Meinungsunterschiede bestehen dagegen in der Beurteilung der Wirkung des positiven endexspiratorischen Druckes.

Die Beatmung mit *PEEP* geht auf Poulton 1936 [109] zurück, der Patienten mit kardialen Lungenödemen durch die Anwendung eines stets positiven Atemwegsdruckes behandelte. Weitere frühe Arbeiten stammen von Barach und Mitarbeitern ([12], [13]). Zur Behandlung der akuten respiratorischen Insuffizienz wurde *PEEP* von Ashbaugh und Mitarbeitern seit 1967 regelmäßig angewendet [8] und war Mitte der 70er Jahre in der Beatmungstherapie des *ARDS* etabliert.

Die günstige Beeinflussung der Lungenfunktion und des Gasaustausches durch *PEEP* kann vor allem durch eine Erhöhung der funktionellen Residualkapazität (*FRC*) und der Vermeidung von Atemwegsverschlüssen erklärt werden. Beide Faktoren hängen eng miteinander zusammen (Craig und McCarthy 1972, [28]; Falke 1980, [40]; Kumar et al. 1970, [72]; McIntyre et al. 1969, [82]; Rose et al. 1981, [117]; Suter et al. 1975, [130]). Die Erhöhung der *FRC* beruht einerseits auf der Vergrößerung der alveolären Volumina und führt zu einer Vergrößerung der vorhandenen Gasaustauschfläche (Annest et al. 1980, [5]; Venus et al. 1980, [135]). Andererseits werden kollabierte Alveolen geöffnet (Recruitment), wie McIntyre et al. bereits 1969 in Hundeversuchen zeigten (McIntyre et al. 1969, [82]). Unmittelbar in Zusammenhang mit der Eröffnung kollabierter Alveolarbezirke steht die Beobachtung einer verbesserten Compliance unter *PEEP*-Beatmung sowie der reversiblen Beeinflussung der Oxygenierung (Kumar et al. 1970, [72]). Die Hauptwirkung von *PEEP* bei *ARDS* besteht nach Meinung vieler Autoren in einer Erhöhung der *FRC* aufgrund der Rekrutierung zuvor verschlossener Alveolarbezirke (Alexander et al. 1973, [2]; Anthonisen et al. 1969, [6]; Buist et al. 1973, [21]; Rodarte et al. 1977, [116]; Solomon 1978, [128]; Tyler und Cheney 1979, [133]).

Die Wahl der Höhe des endexspiratorischen Druckes bei *ARDS* war in der Vergangenheit Ziel zahlreicher Untersuchungen: Suter und Mitarbeiter publizierten 1975 ihr Konzept des "Best-*PEEP*" auf der Basis eines optimalen Sauerstoffangebotes [130] und begannen damit eine bis heute andauernde Diskussion über den Nutzen, Schaden und die optimale Höhe des *PEEP*. In der Folgezeit erschienen zahlreiche Studien zu diesem Fragenkomplex, wobei auch hohe *PEEP*-Werte (bis 60 cmH$_2$O) unter dieser Vorstellung verwendet wurden. Bei der Durchsicht der Literatur fällt jedoch einerseits auf, daß *PEEP*-Werte über 20-25 cmH$_2$O nur selten zum Erreichen eines maximalen Sauerstoffangebotes erforderlich waren (Downs et al. 1973, [34]; Kirby et al. 1975, [71]; Gallagher und Civetta 1980, [48]; Venus et al. 1979, [136]; Falke 1980, [40]; Suter et al. 1975, [130]) und andererseits bei *PEEP*-Werten über 20 cmH$_2$O die Inzidenz von Barotraumen und mechanischen Lungenschädigungen rasch anstieg (Cullen und Caldera 1979, [29]; Dreyfuss et al. 1985, [35]; Kirby et al. 1975, [71]; Kirby 1979, [70]; Kumar et al. 1970, [72]). Unabhängig davon haben kompetente Fachleute immer wieder herausgestellt, daß das Ziel der Beatmung von *ARDS*-Patienten die Gewährleistung eines **ausreichenden** (nicht notwendigerweise **optimalen**) Sauerstoffangebotes sei (Shapiro et al. 1984, 123; Dobb 1988, [32]).

Erst in den letzten Jahren wuchs das Bewußtsein um die mögliche mechanische Schädigung des Lungengewebes durch die maschinelle Beatmung mit *PEEP*. Im Rahmen dieser Überlegungen wurde eine andere Beatmungsstrategie erarbeitet, die versucht, mit dem niedrigsten *PEEP* auszukommen, mit dem noch eine tolerable arterielle Oxygenation bei einer inspiratorischen Sauerstoffkonzentration von unter 50-60% erreicht wird. Dieses Konzept - auch als "Minimum-*PEEP*" bezeichnet - wurde von Albert zur Diskussion gestellt [1] und von Carroll und Mitarbeitern in einer Untersuchung an 118 Patienten bestätigt, die randomisiert mit verschiedenen *PEEP*-Strategien beatmet wurden [23]. In diesem Zusammenhang muß die Forderung nach der regelmäßigen "Titration des *PEEP*-Wertes" anhand der Überwachung des Gasaustausches, der Hämodynamik und der Atemmechanik unterstrichen werden (Wolff et al. 1980, [146]).

Die Bestimmung des Sauerstoffangebotes erfordert invasive Maßnahmen und weist spezifische Fehlerquellen auf. Aus diesem Grund wurde immer wieder nach einer Möglichkeit gesucht, die Höhe des endexspiratorischen Druckes aufgrund anderer Parameter festzulegen. Im Rahmen atemmechanischer Untersuchungen wurden hierbei vor allem die quasistatische Compliance, die Bestimmung der *FRC*, die Form der statischen Druck-Volumen-Kurve und das Verhalten der dynamischen Druck-Volumen-Kurve herangezogen.

So beobachteten bereits Suter et al. [130], daß bei demjenigen *PEEP*-Wert, bei dem das Sauerstoffangebot einen maximalen Wert annahm, auch die quasistatische Compliance ihren höchsten Wert erreichte. Die Autoren schlossen daraus, daß die quasistatische Compliance ein brauchbarer Parameter zur Beurteilung des besten *PEEP*-Wertes sein könnte. Obwohl die Gültigkeit der Suter' Arbeit von verschiedenen Autoren angezweifelt bzw. widerlegt wurde (Falke 1980, [40]; Hudson et al. 1977, [63]; Myers et al. 1987, [92]), wird die quasistatische Compliance aufgrund der Tatsache, daß sie einfach und nicht invasiv bestimmt werden kann, frequent zur Beurteilung und Wahl der *PEEP*-Höhe eingesetzt.

Die Bestimmung der funktionellen Residualkapazität (*FRC*) zur Einstellung des *PEEP* wurde von East et al. in einem Closed-loop System angewendet, welches durch Variation des *PEEP* die *FRC* auf einem gewünschten Niveau hält (East et al. 1986, [36]). Die Autoren konnten zeigen, daß ein automatisch arbeitender Proportional-Integral-Differential-Regler (PID-Regler) diese Anforderungen erfüllen kann. Allerdings resultierte keine Verbesserung der Blutgasparameter oder eine Verringerung des durchschnittlichen *PEEP*-Wertes im Vergleich mit einem nach klinischen Gesichtspunkten justierten Wert, so daß der klinische Nutzen dieser Methodik zunächst nur in der geringeren Frequenz von Blutgasanalysen gesehen wurde (East et al. 1988, [37]).

Auch die Analyse der statischen Druck-Volumen-Kurve (üblicherweise wird der Druck auf der Abszisse und das Volumen auf der Ordinate aufgetragen), die wie erwähnt entweder mittels Stufenbeatmung oder Low-Flow-Verfahren registriert werden kann, diente in der Vergangenheit zur Beurteilung der Auswirkungen einer Beatmung mit *PEEP*. Beim Lungengesunden verläuft die statische inspiratorische Druck-Volumen-Kurve oberhalb der *FRC* weitgehend linear und zeigt erst kurz vor Erreichen der totalen inspiratorischen Lungenkapazität einen flacheren Verlauf (Even 1977, [39]). Unter den Bedingungen eines induzierten Lungenödems zeigten Cook et al. [26] an Hunden, daß diese Kurve zunächst sehr flach verläuft, dann eine deutliche Krümmung aufweist und schließlich steiler ansteigt. Sie hat einen Wendepunkt, von dem ab der Kurvenverlauf wieder zunehmend flacher ist. Glaister et al. konnten diese Krümmung mit dem Closing Volume in Verbindung bringen (Glaister et al. 1973, [51]; Glaister 1974, [52]). Hieraus wurde geschlossen, daß der Punkt der stärksten Krümmung der statischen inspiratorischen Druck-Volumen-Kurve mit der Rekrutierung geschlossener Alveolarbezirke in Verbindung steht. Diese Rekrutierung ist abgeschlossen, wenn die Kurve in ihren steileren, eher geradlinigen Verlauf übergeht bzw. am Wendepunkt der Kurve. Der hiermit korrespondierende Druckwert wird als "Öffnungsdruck" bezeichnet.

Die Bestimmung des Öffnungsdruckes der statischen Druck-Volumen-Kurve erfolgt gewöhnlich durch Abschätzen der maximalen Krümmung der Kurve anhand einer xy-Aufzeichnung. Eine genauere Darstellung der Druck-Volumen-Beziehung kann durch die mathematische Anpassung einer geeigneten Funktion an die gemessenen Werte-Paare vorgenommen werden. Dies wurde 1964 von Salazar und Knowles mittels einer Exponentialfunktion [118] erstmalig beschrieben. Andere Exponentialfunktionen wurden von Paiva et al. [98] sowie Colebatch und Nikov [24] verwendet. Nach Untersuchungen von Murphy und Engel [89] approximieren diese Funktionen nur im oberen Bereich der Vitalkapazität befriedigend. Die besten Ergebnisse lieferte eine hyperbolische Funktion, die von Fry vorgeschlagen wurde [47]. Bei *ARDS*-Patienten wird von verschiedenen Autoren eine Beatmung mit einem *PEEP*-Wert angewendet, der diesem so bestimmten Öffnungsdruck entspricht (Holzapfel et al. 1983, [61]; Lazarus und Schlegelmilch 1979, [74]; Mankikian et al. 1983, [79]; Matamis et al. 1984, [80]; Mathe et al. 1987, [81]).

Die Durchführung eines Stufen- oder Low-Flow-Manövers bei beatmeten *ARDS*-Patienten hat die Unterbrechung der normalen Beatmung zur Voraussetzung. Ferner bleibt die Übertragbarkeit der unter statischen Bedingungen ermittelten Werte auf das Verhalten des respiratorischen Systems unter dynamischen Bedingungen unsicher. Aus diesem Grund wurde ein On-line Computerverfahren zur Analyse von dynamischen Druck-Volumen-Beziehungen entwickelt (Quirin 1989, [113]; Heinrichs et al. 1988, [65]). Es ist dadurch charakterisiert, daß an den unter dynamischen Bedingungen gemessenen inspiratorischen Teil der Druck-Volumenkurve ein Polynom dritten Grades angepaßt wird. Aus den Koeffizienten des Polynoms kann die Compliance in Abhängigkeit des Druckes (als differentielle dynamische Compliance bezeichnet) und der Wendepunkt der inspiratorischen Druck-Volumen-Kurve automatisch berechnet werden.

Die Anwendung dieser Methode an 11 $ARDS$- und 20 lungengesunden Patienten zeigte, daß die differentielle dynamische Compliance bei Lungengesunden auch bei höheren $PEEP$-Werten während der gesamten Inspirationsphase meist anstieg. Bei $ARDS$-Patienten wurde dagegen bei einem $PEEP$-Wert von 2,5 cmH$_2$O oder höher stets eine gegen Ende der Inspiration abnehmende differentielle dynamische Compliance bestimmt. Hieraus war zu schließen, daß bei der Untersuchung von dynamischen Druck-Volumen-Beziehungen von $ARDS$-Patienten Eröffnungsphänomene eine seltene Erscheinung sind (bzw. nur bei Beatmung ohne $PEEP$ oder mit geringen $PEEP$-Werten auftreten), während Überdehnungsphänomene (ausgedrückt durch den flachen Verlauf der Druck-Volumen-Kurve bei höheren inspiratorischen Druckwerten) häufig beobachtet werden können.

Aufgrund der Ergebnisse dieser Arbeit lag es nahe, die dynamische Funktion des respiratorischen Systems unter maschineller Beatmung detaillierter zu untersuchen. Das geschilderte Polynom stellte dabei die Compliance als quadratische Funktion des Druckes dar. Da innerhalb dieses ersten Modells noch negative Werte der Compliance möglich waren und ferner die Lunge mit nur einem Kompartiment dargestellt wurde, sollte sich ein weiter entwickeltes Modell enger an die funktionellen Eigenschaften der Lunge im $ARDS$ anlehnen.

2. Fragestellung

Mit Hilfe von Modellbetrachtungen und Computersimulationen wurden in den letzten Jahren neue Erkenntnisse in allen Bereichen der Wissenschaft gewonnen. Unter der Vorstellung, daß ein Modell die gegebenen bzw. zu untersuchenden Verhältnisse ausreichend genau wiedergibt, hat dieses Vorgehen den Vorteil, daß bestimmte funktionelle Zusammenhänge untersucht werden können, ohne daß gleichzeitig detaillierte Messungen bzw. komplizierte Versuchsanordnungen erforderlich sind. Im Rahmen der vorliegenden Arbeit wurde ein Funktionsmodell der Lunge mit zwei Kompartimenten und einer nichtlinearen Charakteristik der Compliance in Abhängigkeit des intrapulmonalen Druckes erstellt.

Aufgrund der morphologischen, pathophysiologischen und klinischen Befunde der Lunge im *ARDS* waren folgende Fragen an dieses Funktionsmodell der Lunge zur Simulation der atemmechanischen Situation während Beatmungstherapie zu stellen:

- Im *ARDS* liegt eine inhomogene Störung der pulmonalen Funktion vor. Kann diese Inhomogenität durch ein Modell mit 2 Kompartimenten unterschiedlicher Eigenschaften ausreichend genau simuliert werden?

- Das Verhalten der Lungendehnbarkeit in Abhängigkeit vom intrapulmonalen Druck folgt einer nichtlinearen Funktion, die bei einem bestimmten Druck ein Maximum aufweist und keine negativen Werte annimmt. Kann ein Modell, welches eine nichtlineare Abhängigkeit der Compliance vom Druck nach einer bestimmten mathematischen Funktion aufweist, dieses Verhalten simulieren?

- Kann man ein derartiges nichtlineares Funktionsmodell an atemmechanische Registrierungen von Patienten mit *ARDS* anpassen und lassen sich hieraus Erkenntnisse zur Beurteilung der maschinellen Beatmung, der Wahl verschiedener Beatmungsparameter und der therapeutischen Effekte des positiven endexspiratorischen Druckes ableiten?

Messungen der Hämodynamik, des Gasaustausches und der Atemmechanik einerseits sowie die Variation des endexspiratorischen Druckes andererseits sollten dabei zur Eingliederung und zum Vergleich der Ergebnisse mit den bekannten Befunden in der Literatur dienen.

Wesentliche Ergebnisse, die im Rahmen der vorliegenden Arbeit erzielt wurden, bestätigen, daß

- ein nichtlineares Funktionsmodell der Lunge durch die Simulation der Compliance in Abhängigkeit des Druckes mathematisch beschrieben werden kann,

- die nichtlinearen Eigenschaften des Modells für die Simulation der Atemmechanik von *ARDS*-Patienten große Bedeutung haben,

- dieses Modell an atemmechanische Registrierungen angepaßt werden kann,

- in der *ARDS*-Lunge Funktionskompartimente mit unterschiedlichen charakteristischen Zeiten (Zeitkonstanten) nachweisbar sind,

- der Schweregrad der Erkrankung, der anhand klinischer Parameter ermittelt wird, sich auch in den Modellparametern ausdrückt,

- mit Hilfe des Modells die Wirkung des *PEEP* beurteilt und

- ein Beitrag zur Weiterentwicklung der maschinellen Beatmungstherapie geleistet werden kann.

3. Ein nichtlineares Zweikompartimentmodell der Lunge

Die Entwicklung, mathematische Beschreibung und Computersimulation des nichtlinearen Zweikompartimentmodells der Lunge sowie die Anpassung des Modells an Atemkurven von Patienten mit *ARDS* erfolgten in enger Zusammenarbeit mit Herrn Univ.-Prof. Dr. Beckmann und seinem Diplomanden Herrn Dany (Institut für Physik, Abteilung für nichtlineare Dynamik, Johannes Gutenberg-Universität Mainz).
Ein elektrisches Ersatzschaltbild des Modells ist in Abbildung 3.1 dargestellt. In diesem Fall treffen folgende analoge Begriffe zu:

Beatmungsdruck $\approx$ Spannung,
Atemgasstrom $\approx$ elektrischem Strom,
Compliance $\approx$ Kapazität,
Resistance $\approx$ elektrischem Widerstand und
Volumen $\approx$ Ladung.

Im folgenden Text sollen jedoch überwiegend die gewohnten Begriffe aus der Atemmechanik und nicht die elektrischen Analoga Verwendung finden.
Das Modell besteht aus zwei Kompartimenten K_i (mit 1 und 2 indiziert), die jedes aus einer Resistance R_i und einer Compliance C_i bestehen. Die Compliance wird hierbei allgemein als Ableitung des Volumens nach dem Druck definiert:

$$C = dV/dp \tag{3.1}$$

Der Gesamtdruck wird als p, die Drucke in den beiden Kompartimenten werden als p_i bezeichnet. Der gesamte Atemgasstrom f teilt sich in die beiden Äste f_1 und f_2. Die Aufteilung des Gesamtstromes f in die Einzelströme hängt nun von den Resistances R_i einerseits und von den Gasvolumina in den C_i andererseits ab.
Während der Exspiration wird die Resistance des Ausatemteils des Beatmungsgerätes berücksichtigt (in Abbildung 3.1 mit R_{app} bezeichnet).
Der Widerstand R_{app} ist bei realen Beatmungsgeräten während der Exspirationsphase nicht konstant, sondern wird von den Geräten druck- oder flußabhängig zur Erzeugung eines positiven endexspiratorischen Druckes verändert. Dieses Verhalten wurde im Modell durch die Veränderung von R_{app} mit einen

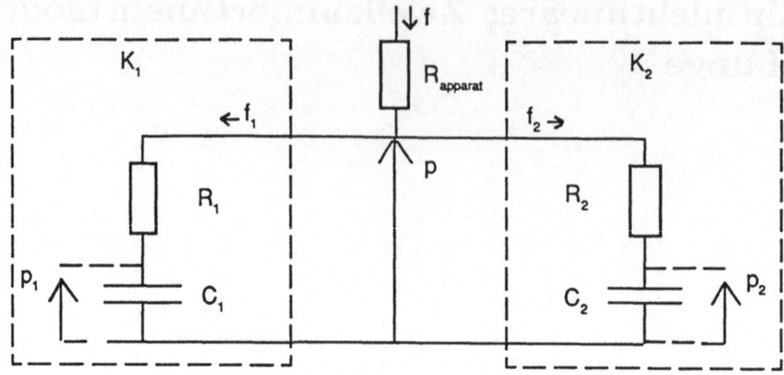

Abb. 3.1. Das elektrische Ersatzschaltbild des nichtlinearen Zweikompartimentmodells

Proportional-Integral-Regler ($PI-Regler$) in der Weise simuliert, daß der dem Modell vorgegebene $PEEP$-Wert am Ende der Exspirationsphase erreicht wird. Anders ausgedrückt nimmt R_{app} mit der Charakteristik einer Exponentialfunktion während der Exspirationsphase zu.

Die Strömungswiderstände R_i werden im Rahmen dieser Arbeit während der drei Beatmungszyklusphasen als konstante, Fluß-unabhängige Strömungswiderstände angenommen, d.h. daß der Druckabfall an ihnen der Strömung proportional ist. Die Compliances C_i werden durch eine nichtlineare Abhängigkeit des Druckes vom Volumen nach folgender Funktion dargestellt:

$$p = p_0 + p_\mathrm{lin} \cdot \tan\left(\frac{V - V_0}{C_0 \cdot p_\mathrm{lin}}\right)$$

(3.2)

Mit p_lin :   "linearer Druckbereich"

Der "linearer Druckbereich" p_lin ist so definiert, daß sich im Druckintervall $p_0 \pm p_\mathrm{lin}$ die Compliance nur um den Faktor 2 ändert, also p in erster Näherung proportional zu V verläuft.

Die Funktion für die nichtlineare Abhängigkeit der Compliance vom Druck muß berücksichtigen, daß der Druck einerseits bei Überfüllung eines Kompartimentes steil ansteigt und andererseits durch Kollaps des Lungenkompartimentes bei maximaler Entleerung steil abfällt, d.h. die Compliance nimmt in den Grenzbereichen sehr kleine Werte an. In einem mittleren Bereich erlangt sie einen maximalen Wert C_0, der im Druck-Volumendiagramm durch die Ableitung $C_0 = \mathrm{d}V/\mathrm{d}p$ am Punkt $p = p_0$ und $V = V_0$ beschrieben sei. Zur Approximation dieser Druckabhängigkeit werden im Modell die Eigenschaften der Tangens-Funktion berücksichtigt.

Mit

$$C(p) = \frac{\mathrm{d}V}{\mathrm{d}p}$$

(3.3)

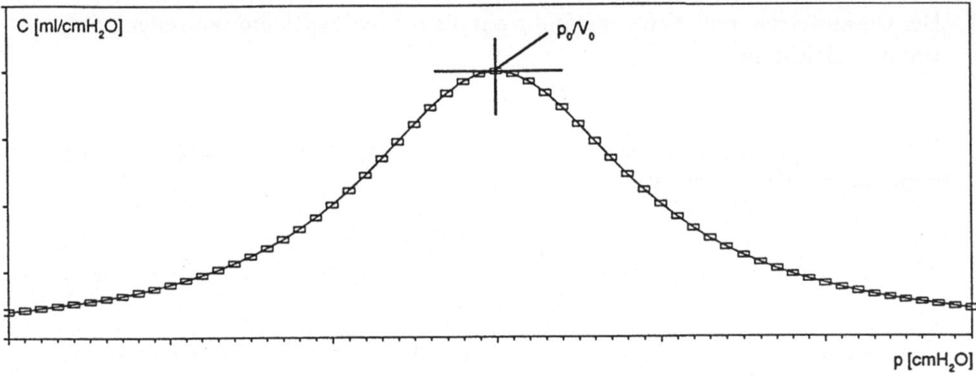

Abb. 3.2. Schematische Darstellung der Modellfunktion für die nichtlineare Compliance.

und dem bekannten Zusammenhang, daß

$$\frac{d\tan(x)}{dx} = 1 + \tan 2(x),\tag{3.4}$$

erhält man durch Differenzieren von 3.2:

$$C(p) = \frac{C_0}{1 + (\frac{p - p_0}{p_{\text{lin}}})^2}\tag{3.5}$$

Diese Funktion ist schematisch in Abbildung 3.2 dargestellt; sie hat folgende Vorteile:

1. Sie weist ein eindeutiges Maximum auf.

2. Sie fällt zu kleinen und großen Werten von $(p - p_0)$ ab.

3. Sie hat keine negativen Werte.

Anmerkung: Anstelle der Modellannahme 3.2 über $p(V)$ hätte man auch von der Beziehung 3.5 zwischen Compliance und Druck ausgehen und 3.6 bzw. 3.7 (s.u.) durch Integration gewinnen können.
Das Lungenmodell wird durch die folgenden Differentialgleichungen beschrieben:

$$\frac{dp_1}{dt} = \frac{f_1}{C_1}\tag{3.6}$$

$$\frac{dp_2}{dt} = \frac{f_2}{C_2}\tag{3.7}$$

Die zeitlichen Ableitungen der Drucke in den beiden Kompartimenten sind proportional zum Gasstrom mit dem Proportionalitätsfaktor $1/C$. Im Modell ist dies ein druckabhängiger Zusammenhang, da C nach Gleichung 3.5 wieder von p abhängt.

Der Gesamtstrom muß sich vollständig auf die beiden Teilströme aufteilen (Kontinuitätsgleichung):

$$f = f_1 + f_2 \tag{3.8}$$

Durch die Resistances R_i ist der Gesamtdruck (p) stromabhängig gegenüber dem inneren Druck erhöht:

$$p = p_1 + f_1 \cdot R_1 \tag{3.9}$$

$$p = p_2 + f_2 \cdot R_2 \tag{3.10}$$

Die Gleichungen 3.8 - 3.10 werden nun nach den beiden Teilströmen und dem Gesamtdruck aufgelöst:

$$f_1 = \frac{p_2 - p_1 + f \cdot R_2}{R_1 + R_2} \tag{3.11}$$

$$f_2 = \frac{p_1 - p_2 + f \cdot R_1}{R_1 + R_2} \tag{3.12}$$

$$p = \frac{R_1 \cdot R_2}{R_1 + R_2} \cdot \left(\frac{p_1}{R_1} + \frac{p_2}{R_2} + f\right) \tag{3.13}$$

Die weitere Simulation muß die verschiedenen Phasen des Beatmungszyklus berücksichtigen:

1. Während der Inspiration wird der Gesamtfluß f als konstant angenommen. Dies ist für die numerische Berechnung des Modells nicht erheblich. Hier könnte genauso ein sich zeitlich ändernder Fluß (z.B. sinusoidaler Fluß) simuliert werden. Im Rahmen dieser Arbeit wurde das Modell jedoch nur mit konstantem Fluß berechnet:

$$f = \text{const}; \quad \text{Dauer} \quad t_{\text{insp}} \tag{3.14}$$

2. Während der Pausenphase ist der Gesamtfluß f Null:

$$f = 0; \quad \text{Dauer} \quad t_{\text{pause}} \tag{3.15}$$

3. Während der Exspirationsphase wird der Gesamtfluß durch den Widerstand R_{app} und den Gesamtdruck p bestimmt:

$$f = \frac{-p}{R_{\text{app}}}; \quad \text{Dauer} \quad t_{\text{exsp}} \tag{3.16}$$

R_{app} ist nicht konstant während t_{exsp} (siehe oben). Aus diesem Grund werden p und f insbesondere gegen Ende der Exspirationsphase von dem Verhalten von R_{app} stärker als von den eigentlichen Modellparametern beeinflußt, wenn sich p dem $PEEP$-Wert nähert (siehe Diskussion 6.3.3).

An dieser Stelle ist es zweckmäßig zwei Abkürzungen einzuführen:

$$R_{\mathrm{p}} \;=\; \frac{R_1 \cdot R_2}{R_1 + R_2} \quad \text{(Parallelwiderstand)} \qquad (3.17)$$

$$R_{\mathrm{s}} \;=\; R_1 + R_2 \quad \text{(Serienwiderstand)} \qquad (3.18)$$

Der Parallelwiderstand R_{p} ist vor allem zu Beginn der Inspiration maßgeblich: Der Drucksprung zu Beginn der Inspiration kann in erster Näherung durch f/R_{p} dargestellt werden. Wenn der Gesamtstrom 0 ist (Pausenphase), geschieht der Ausgleich zwischen den beiden Kompartimenten über den Serienwiderstand R_{s}.

Bei der Betrachtung dieser Zusammenhänge ist bereits qualitativ folgendes zu erwarten:

- Liegen verschiedene Kompartimente vor, d.h. verschiedenes dynamisches Verhalten infolge unterschiedlicher Werte von R_{i} und C_{i}, findet eine ungleiche Verteilung des Stromes auf die beiden Kompartimente statt.

- Wenn in der inspiratorischen Pause ein Ausgleich zwischen beiden Kompartimenten stattfindet, kann sich ein Abfall des Gesamtdruckes p bemerkbar machen.

- Maßgebend für den Ausgleich sind die charakteristischen Zeiten der beiden Kompartimente. Die charakteristischen Zeiten der Kompartimente entsprechen im Fall eines linearen Modells den Zeitkonstanten $(R \cdot C)$.

Um den Druck in Abhängigkeit vom Fluß und den verschiedenen Parametern auszurechnen, muß man die angegebenen Differentialgleichungen integrieren. Da man in den üblichen Tabellenwerken keine einfachen geschlossenen Terme oder Funktionen hierfür findet, läßt sich die Integration nicht analytisch durchführen. Aus diesem Grund wurde eine numerische Integration mit einem Standardverfahren (Runge Kutta) (Press et al. 1988, [111]) gewählt, die durch Punkt zu Punkt-Integration zu einer Lösung führt. Die Berechnung und graphische Darstellung des Modells wurden in einem Computer-Programm in der Programmiersprache Pascal realisiert.

Das Programm benötigt die Eingabe von je 4 Parametern für die beiden Kompartimente:

$$R, C_0, p_0 \quad \text{und} \quad p_{\mathrm{lin}} \qquad (3.19)$$

Ferner muß der Beatmungszyklus durch folgende Parameter definiert werden:

$t_{\text{insp}}, t_{\text{pause}}$ und t_{exsp} : Die Zeiten des Beatmungszyklus

AZV : Atemzugvolumen

p_{max} : Maximaler Gesamtdruck p

$PEEP$: Endexspiratorischer Druck

R_{app} : Der Strömungswiderstand des Exspirationsteils des Beatmungsgerätes bei maximal geöffnetem Exspirationsventil (ohne Einfluß des $PEEP$-Reglers).

$t_{\text{integration}}$: Das Integrationsintervall wird vorgegeben. Es bestimmt, mit welchem zeitlichen Abstand die Simulation der Daten vorgenommen wird. Das Runge-Kutta Programm bestimmt erforderlichenfalls die interne Integrationsschrittweite, d.h. das einzelne Integrationsintervall setzt sich intern ggfs. aus mehreren einzelnen Schritten zusammen. Das Integrationsintervall wurde auf den gleichen Wert wie die Abtastrate der Atemmechanikregistrierungen von 0,01 sec festgesetzt.

Nach Eingabe der Modellparameter wird das numerische Integrationsverfahren gestartet, wobei zunächst angenommen wird, daß beide Kompartimente zu Beginn der Simulation vollständig leer sind. Die Simulation beginnt mit der ersten Inspirationsphase, d.h. der Gesamtfluß f (berechnet aus AZV und t_{insp} unter der Annahme eines konstanten Flusses) wird für den Zeitraum von $t_{\text{integration}}$ appliziert. Anhand der Modellparameter werden f_1, f_2, p, p_1 und p_2 sowie die verschiedenen Volumina für das Ende des Integrationsschrittes unter Anwendung des Runge-Kutta-Verfahrens berechnet. Dieser Vorgang wiederholt sich von Integrationsintervall zu Integrationsintervall bis zum Ende der inspiratorischen Phase. Anschließend wird mit der Eingangsgröße $f = 0$ schrittweise die Pause berechnet, danach in entsprechender Weise die Exspirationsphase. Am Ende der ersten Exspiration müssen nun die beiden Kompartimente nicht unbedingt den gleichen Füllungszustand wie zu Beginn aufweisen, d.h. es können "Restvolumina" und "Restdrucke" in ihnen bestehen bleiben. Der nächste Atemzyklus wird mit diesen Werten als Startbedingung berechnet und der Simulationsvorgang zyklisch wiederholt. Nach 2-3 Atemzyklen werden durch die fortlaufende Integration ausreichend stationäre Verhältnisse erreicht, d.h. die Volumina in den Kompartimenten unterscheiden sich am Beginn eines simulierten Atemzyklus im Rahmen eines vorgegebenen Intervalls (z.B. 1 ml) nicht mehr von denen am Ende der Exspiration.

In verschiedenen Fenstern werden auf dem Schirm folgende Kurven dargestellt:

- Flußzeitkurve

- Druckzeitkurve

- Volumenzeitkurve

- Druckvolumenschleife

In der Druck- und Volumenzeitkurve werden sowohl der Gesamtdruck und das Gesamtvolumen dargestellt als auch die Werte in den beiden Kompartimenten einzeln. Abbildung 3.3 zeigt exemplarisch einen Bildschirmausdruck des Simulationsprogrammes.

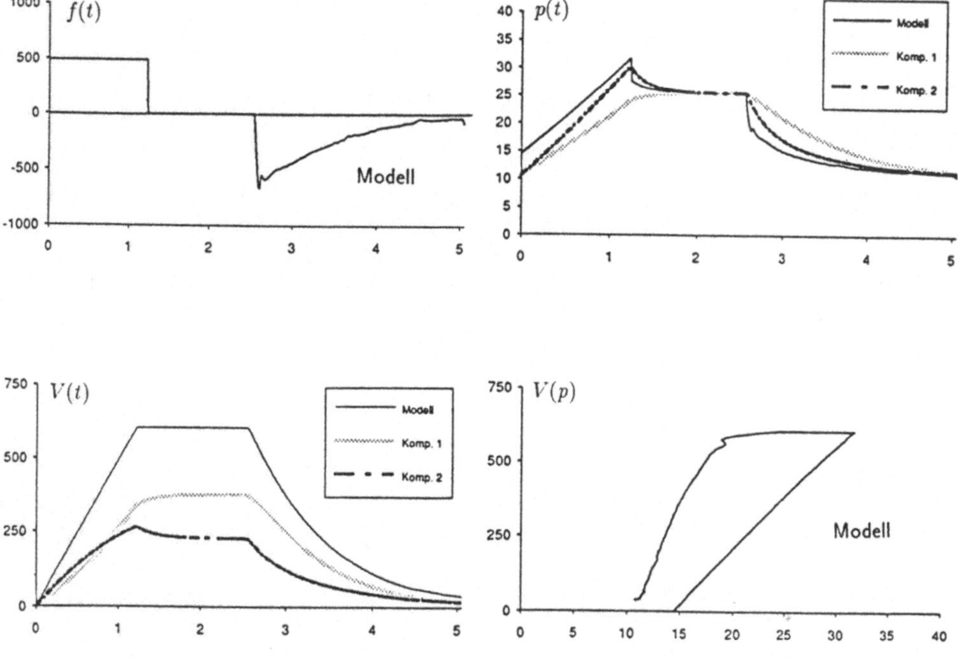

Abb. 3.3. Bildschirmdarstellung des Simulationsprogrammes

4. Klinische Untersuchungsbedingungen

4.1 Patienten

Die klinischen Untersuchungen wurden an kontrolliert bzw. assistiert (CMV) beatmeten Patienten auf der Intensivtherapiestation der Klinik für Anästhesiologie der Johannes Gutenberg-Universität Mainz durchgeführt. Die Patienten wurden in die Studie aufgenommen, wenn sie anhand der von Murray et al. [91] (siehe 4.2) definierten Kriterien eine akute Lungenschädigung mit einem "Lung-Injury-Score" von 0,25 oder höher aufwiesen. Die Untersuchungen wurden in einem möglichst frühen Stadium der pulmonalen Erkrankung nach Diagnosestellung bzw. Trauma begonnen und im Falle einer Besserung der pulmonalen Situation wieder beendet.

Alle Patienten wurden unabhängig von den Untersuchungen einer standardisierten Therapie unterzogen, die aus den folgenden Hauptkomponenten bestand:

- Sedierungstherapie mit lytischer Mischung (100 mg Pethidin, 50 mg Promethazin und 0,6 mg Dihydroergotamin) 2 ml in 30-minütigem Abstand.

- Muskelrelaxierung mit Pancuronium 1-2 mg in 30-minütigem Abstand.

- Kontrollierte oder assistierte maschinelle Beatmung (CMV) (Servo-Ventilator 900C, Fa. Siemens bzw. EVITA, Fa. Dräger). Das Atemminutenvolumen betrug 120 ml/min/kg Körpergewicht; das Atemzugvolumen wurde primär auf 10 ml/kg Körpergewicht eingestellt, so daß die Atemfrequenz 12 min^{-1} betrug. Kam es hierunter zu Beatmungsdruckwerten von über 50 cmH$_2$O, wurde das Atemzugvolumen um 10-15% verringert und kompensatorisch die Atemfrequenz bis zum Erreichen des geforderten Atemminutenvolumens angehoben. Ein normaler arterieller CO$_2$-Partialdruckwert wurde hierdurch nicht unbedingt angestrebt. Die Inspirationszeit betrug 30% und die inspiratorische Pausenzeit 20% des Atemzyklus, das I:E-Verhältnis somit 1:1. Am Beatmungsgerät wurde ein konstanter inspiratorischer Fluß gewählt. Die inspiratorische Sauerstoffkonzentration wurde unter Kontrolle und Vorgabe eines tolerablen arteriellen O$_2$-Partialdruckwertes so niedrig wie möglich eingestellt (unter gleichzeitiger Berücksichtigung des Alters nach Ulmer (Ulmer 1988, [134]) (untere Grenze 60 mmHg). Der endexspiratorische Druck wurde jeweils am Ende einer Meßreihe festgelegt und dann über einen Zeitraum von 24 Stunden belassen (siehe 4.3).

- Atemphysiotherapie, Inhalationstherapie und Bronchialtoilette erfolgten in 2 stündigen Intervallen.

- Parenterale Ernährung mit einer Gesamtkalorienzufuhr von 150% des anhand von Normaltabellen ermittelten Grundumsatzes; hiervon wurden 80% in Form einer Kohlenhydrat/Polyol Mischlösung (Glukose : Fruktose : Xylit = 1 : 2 : 1) und 20% in Form einer 10%igen Aminosäurelösung (diese enthält auch 2,5 % Sorbit) infundiert. Fett wurde nur zur Zufuhr der essentiellen Fettsäuren und fettlöslichen Vitamine zugeführt.

- Korrektur des Flüssigkeits- und Elektrolythaushaltes anhand täglicher Wasser-, Elektrolyt- und Stoffwechselbilanzen.

- Antibiotische Therapie anhand der Grundkrankheit und der Ergebnisse mikrobiologischer Keim- und Resistenzbestimmungen.

- Transfusion von Blutpräparaten zur Erzielung bzw. Aufrechterhaltung einer Hämoglobinkonzentration zwischen 10 und 12 g/dl.

- Die Überwachung der Hämodynamik im großen und kleinen Kreislauf erfolgte kontinuierlich mittels invasiver Druckmessung in einer A. radialis einerseits und durch einen Swan-Ganz Pulmonalarterienkatheter andererseits.

- Zur radiologischen Beurteilung der pulmonalen Situation und des Krankheitsverlaufes wurden Röntgenaufnahmen des Thorax in regelmäßigen Abständen angefertigt.

4.2 Klassifizierung des Schweregrades der Lungenschädigung

Zur Klassifizierung des Schweregrades der Lungenschädigung wurde der von Murray et. al. entwickelte "Lung-Injury-Score" (LIS) bei gleichzeitiger Beachtung der Kriterien einer akuten Lungenschädigung verwendet [91]. Die Daten einer Beobachtungseinheit (siehe 4.3) von Patienten, die zum Zeitpunkt der jeweiligen Untersuchung einen LIS von 0,25-2,5 aufwiesen, wurden der $ARDS$-Klasse 1 und mit einem $LIS > 2,5$ der $ARDS$-Klasse 2 zugeordnet.

4.3 Meßzeitpunkte

Die Untersuchungen wurden in Form einer Meßserie (Beobachtungseinheit) einmal täglich durchgeführt, wenn die unter 4.1 angegebenen Aufnahmekriterien erfüllt waren. Die Messungen erfolgten bei unterschiedlichen Werten des endexspiratorischen Druckes ($PEEP$) in 5 $PEEP$-Stufen:

$PEEP$-Stufe 0	(Dauer 20 Minuten):	PEEP =	0 cmH$_2$O
$PEEP$-Stufe +5	(Dauer 20 Minuten):	PEEP =	+5 cmH$_2$O
$PEEP$-Stufe +10	(Dauer 20 Minuten):	PEEP =	+10 cmH$_2$O
$PEEP$-Stufe +15	(Dauer 20 Minuten):	PEEP =	+15 cmH$_2$O
$PEEP$-Stufe Endeinst.	(Dauer 30 Minuten):	Endeinstellung (s.u.)	

Die $PEEP$-Werte wurden am jeweiligen Beatmungsgerät anhand der vorgegebenen Skalen so genau wie möglich eingestellt. Der tatsächliche $PEEP$-Wert p_{endexsp} [cmH$_2$O] wurde anschließend mit Hilfe der Atemwegsdruckregistrierung (siehe 4.5) genau gemessen. Anhand der Ergebnisse der ersten 4 $PEEP$-Stufen wurde für die letzte $PEEP$-Stufe derjenige $PEEP$-Wert ermittelt, bei dem sich einerseits die untersuchten Parameter des arteriellen Sauerstoffstatus (siehe 4.4) im Normbereich oder unteren noch normalem Referenzbereich (definiert als $paO_2 \geq 60$ mmHg bei FiO$_2 \leq 0,6$; vergleiche auch Shapiro et al. 1984, 123) befanden und andererseits die Werte der momentanen dynamischen Compliance sowohl am Beginn als auch am Ende der Inspiration (siehe 4.5) möglichst groß waren. Diese Einstellung des $PEEP$-Wertes wurde auch nach Ende der Meßserie bis zum nächsten Tag belassen.

Am Ende jeder $PEEP$-Stufe wurden atemmechanische Registrierungen (siehe 4.5) durchgeführt sowie Hämodynamik und Gasaustausch (siehe 4.4) gemessen. Diese Meßzeitpunkte wurden mit $ZDM1$ - $ZDM5$ bezeichnet.

4.4 Hämodynamik und pulmonaler Gasaustausch

EKG, Herzfrequenz, der arterielle Mitteldruck MAP [mmHg] und der pulmonalarterielle Mitteldruck $MPAP$ [mmHg] wurden (neben weiteren Größen) durch den Überwachungsmonitor kontinuierlich gemessen. Der zentralvenöse Druck ZVD [mmHg] und der Pulmonal-kapilläre Verschlußdruck $PCWP$ [mmHg] wurden unter visueller Kontrolle der Druckkurven auf fehlende Artefakte endexspiratorisch bestimmt.

Blutgasanalysen wurden in naßheparinisierten Spritzen arteriell und gemischtvenös entnommen und innerhalb von 5 Minuten nach Entnahme im Nova-Stat Profile Blutgasanalysator (paO_2, $paCO_2$, pvO_2 und $pvCO_2$ [mmHg]) gemessen. Das Vorgehen entsprach den Empfehlungen von Müller-Plathe und Schlebusch zur Gewinnung und Aufbewahrung von arteriellem Blut [88].

Die Messung des Herzzeitvolumens CO [l/min] erfolgte durch mehrmalige atemphasen-synchrone (zu Beginn der Exspiration) Injektion von 10 ml gekühlter Ringer-Lactat-Lösung nach dem Thermodilutionsprinzip mit dem Edwards HZV-Computer. Die erhaltenen Thermodilutionskurven wurden visuell auf Artefaktfreiheit geprüft und danach die Werte von drei korrekten Einzelmessungen gemittelt.

Aus den Meßgrößen wurden mittels Standardformeln (Niemer und Nemes 1979, [93]) weitere Parameter des Gasaustausches und der Hämodynamik berechnet: Der Herzindex CI [$l \cdot min^{-1} \cdot m^{-2}$], der Index des peripheren Gefäßwiderstandes $TPRI$ [$dyn \cdot sec \cdot cm^{-5} \cdot m^2$], der Index des pulmonalvaskulären Gefäßwiderstandes $PVRI$ [$dyn \cdot sec \cdot cm^{-5} \cdot m^2$], der Oxygenierungsindex Oxygind [ohne Dimension, paO_2/FiO_2], der Index des Sauerstoffangebotes AO_2I [$ml \cdot min^{-1} \cdot m^{-2}$] und das veno-arterielle pulmonale Shuntvolumen Qs/Qt [%]. Die Berechnungsformeln sind in Anhang A aufgeführt.

4.5 Atemmechanische Registrierungen

Atemgasfluß und Atemwegsdruck wurden mittels eines modifizierten Atemmechanikmeßplatzes der Fa. Fenyves und Gut registriert. Dieser Meßplatz verfügt über einen genauen Druckmesser mit umschaltbarem Meßbereich von 25, 50 und 100 cmH_2O, einen Eichdruckgenerator (25 cmH_2O), einen thermostatisierten Differenzdruckmesser, der in Kombination mit einem Pneumotachografen ("Fleischkopf") den Atemgasfluß linear in den Bereichen 1, 2 und 5 l/sec messen kann, sowie eine motorgetriebene 1 l Eichpumpe, die einen sinusförmigen Fluß erzeugt. An Stelle des in den Meßplatz integrierten Prozeßrechners kam ein Personalcomputer (PC; IBM-PC) zum Einsatz, der um ein Analog/Digital-Interface (12-Bit A/D-Wandler) erweitert und mit den Ausgängen der Meßverstärker (Druck und Fluß) über eine Pegelanpassung so verbunden wurde, daß der ganze Eingangsbereich des A/D-Wandlers ausgenutzt wurde. Das Flußsignal wurde so gepolt, daß positive Werte einen Fluß zum Patienten repräsentierten. Zur Vermeidung von Abtastfehlern wurden beide Signale über ein analoges Tiefpaßfilter mit einer Grenzfrequenz von 50 Hz geleitet; die A/D-Wandlerzeit betrug unter $25 \cdot 10^{-6}$ sec. Druck- und Flußsignal wurden dann synchron mit einer Sampletime von 0,01 sec, d.h. 100 mal je Sekunde gemessen und zur weiteren Verarbeitung gespeichert. Eine Gesamtansicht der Meßanordnung ist in Abbildung 4.1 dargestellt.

Die weitere Verarbeitung der kontinuierlich anfallenden Druck- und Flußdaten erfolgte durch ein PC-Programm online in mehreren Schritten:

1. Das Drucksignal wurde unmittelbar vor jeder Meßserie mit dem Eichdruckgenerator und das Flußsignal mit der Eichpumpe unter Verwendung von Raumluft kalibriert. Da sich das während der Messungen am Patienten durch den Pneumotachografen strömende Gas in seiner Viskosität von Raumluft unterschied, mußte das Flußsignal anhand der folgenden Formeln korrigiert werden (Grenvik et al. 1966, [54], [55]; Wawersik 1965, [138]):

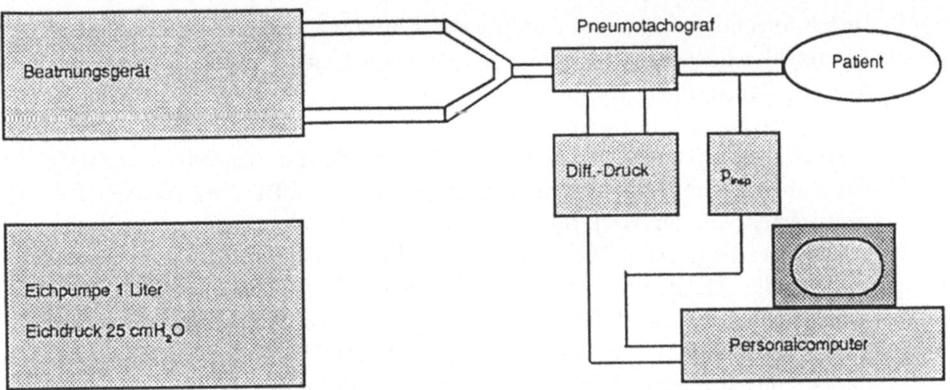

Abb. 4.1. Schematische Darstellung der Meßanordnung für die atemmechanischen Registrierungen

$$f_1 = f_2 \cdot k_{\mathrm{rF}} \cdot k_{\mathrm{T}} \cdot k_{\mathrm{FiO_2}} \tag{4.1}$$

Mit:

f_1 :   Fluß unter Eichbedingungen

f_2 :   Gemessenes Flußsignal am Patienten

k_{rF} :   Korrekturfaktor für die relative Feuchte; unter Erwärmung der Inspirationsluft auf 34 °C und maximaler Anfeuchtung beträgt er 1,02

k_{T} :   Korrekturfaktor für die Temperatur
$$k_{\mathrm{T}} = 1 - 0,0017 \cdot \left(\tfrac{T_i + T_{\mathrm{pat}}}{2} - Tr \right)$$
T_i : Temperatur des Inspirationsgases [°C]
T_{pat} : Temperatur des Patienten [°C]
T_r : Temperatur der Raumluft [°C]

(die unterschiedliche Temperatur des Atemgases während der In- und Exspiration wurde vernachlässigt und dafür der Mittelwert von T_i und T_{pat} eingesetzt)

$k_{\mathrm{FiO_2}}$:   Korrekturfaktor für die Sauerstoffkonzentration
$$k_{\mathrm{FiO_2}} = 1 - 0,012 \cdot (\mathrm{FiO_2} - 0,025 - 0,21)$$

(die unterschiedliche Sauerstoffkonzentration des Atemgases in der In- und Exspiration wurde vernachlässigt und dafür ein konstanter Abzug von 0,025 von der inspiratorischen Sauerstofffraktion berücksichtigt; ferner wurde auch die exspiratorische CO_2-Konzentration vernachlässigt.)

2. Durch folgende (rekursive) Analyse des Flußsignals wurde ein kompletter Atemzyklus herausgefiltert und in seine drei Phasen (Inspiration, inspiratorische Pause und Exspiration) aufgeteilt:
   Die positiven und negativen Extremwerte des Flußsignales wurden kontinuierlich ermittelt. Die annähernde Detektion der Inspiration erfolgte dabei durch eine positive Triggerschwelle, die auf 10% des positiven Extremwertes, die der Exspiration durch eine negative Triggerschwelle, die auf 5% des negativen Extremwertes des Flußsignals automatisch festgelegt wurde. Als Beginn einer Inspiration wurde zunächst der Zeitpunkt des Durchlaufes des Flußsignals durch die positive Triggerschwelle in positiver Richtung, als Beginn der inspiratorischen Pause der Durchlauf des Signals durch die positive Triggerschwelle in negativer Richtung und als Beginn der Exspiration der Durchlauf des Signals durch die negative Triggerschwelle in negativer Richtung definiert. Das Ende eines Atemzyklus ergibt sich dabei aus dem Anfang der Inspiration des folgenden. Da die durch das beschriebene Vorgehen bestimmten Zeitpunkte erfahrungsgemäß noch einen Fehler von bis zu 0,2 sec aufweisen können, wurden die Triggerschwellen neu festgesetzt:
   Die positive Triggerschwelle wurde ihrerseits um 10% verkleinert und im Bereich von 200 msec vor dem bislang bestimmten Zeitpunkt des Inspirationsbeginns nach einem positiven Durchgang des Signals durch diesen Wert gesucht. Dieses Vorgehen wurde solange wiederholt, bis in dem gegebenen Fenster von 200 msec kein Durchgang mehr gefunden wurde. Der Beginn einer Inspiration wurde dann abschließend auf den Zeitpunkt des letzten gefundenen Triggerdurchgangs festgelegt. Mit den anderen Zeitpunkten wurde entsprechend verfahren.

3. Die Signale eines so isolierten Atemzyklus werden als Folge (Array) von Fluß- und Drucksignalen (f_n n [l/sec] und p_n [cmH_2O]) gespeichert; der Index n bezeichnet die aufeinanderfolgenden Werte im zeitlichen Abstand von 0,01 sec. Die Dauer der Inspiration wird als t_{insp} [sec], die der Pause als t_{pause} [sec], die der Exspiration als texsp [sec] und die des gesamten Zyklus als t_{zykl} [sec] bezeichnet und ebenfalls gespeichert. Die entsprechenden Array-Indices am Ende einer Phase heißen n_{insp}, n_{pause} und $n_{endexsp}$.

4. Der inspiratorische Spitzendruck p_{insp} [cmH_2O] (am Ende der Inspirationsphase), der Pausendruck p_{pause} [cmH_2O] (am Ende der Pausenphase) und der endexspiratorische Druck $P_{endexsp}$ [cmH_2O] (am Ende der Exspirationsphase) wurden durch "lokale Mittelung" über jeweils 50 msec berechnet:

$$p_{\text{insp}} = 0,2 \cdot \sum_{n=n_{\text{insp}}-5}^{n_{\text{insp}}-1} p_n$$

$$p_{\text{pause}} = 0,2 \cdot \sum_{n=n_{\text{pause}}-5}^{n_{\text{pause}}-1} p_n$$

$$p_{\text{endexsp}} = 0,2 \cdot \sum_{n=n_{\text{endexsp}}-5}^{n_{\text{endexsp}}-1} p_n$$

5. Durch Integration der Flußwerte über der Zeit wurden die Volumen-
   zeitwerte berechnet. Da das reale Gasvolumen bei der Messung unter Beatmungsbedingungen im Vergleich zu den Eichbedingungen durch
   Erwärmung zu- und durch Kompression abnimmt, wurden die Volumenwerte nach folgender Formel korrigiert (Grenvik et al. 1966, [54], [55]):

$$V_1 = V_2 \cdot k_T \cdot k_p \tag{4.2}$$

Mit:
   V_1 :   Volumen unter Eichbedingungen
   V_2 :   Am Patienten gemessenes Volumen nach Korrektur
         des Flusses.
   k :   Korrekturfaktor für die Temperatur
         $k_T = 1 - 0,0034 \cdot (\frac{T_i+T_{\text{pat}}}{2} - T_r)$
         T_i: Temperatur des Inspirationsgases [°C]
         T_{pat}: Temperatur des Patienten [°C]
         T_r: Temperatur der Raumluft [°C]

         (die unterschiedliche Temperatur des Atemgases
         während der In- und Exspiration wurde vernachlässigt
         und dafür der Mittelwert von T_i und T_{pat} eingesetzt)
   k_p :   Korrekturfaktor für den Kompressionsdruck
         $k_p = 1 + 0,001 \cdot \frac{p_{\text{pause}}+p_{\text{endexsp}}}{2}$
         (um für alle Volumenwerte einen einheitlichen Korrek-
         turfaktor zu erhalten, wurde der Mittelwert aus Pau-
         sendruck und endexspiratorischem Druck als mittlerer
         Kompressionsdruck verwendet)

Das inspiratorische Atemzugvolumen V_{tinsp} [l] und das exspiratorische
Atemzugvolumen V_{texsp} [l] wurden ebenfalls zusammen mit den anderen
Daten gespeichert.

6. Die quasistatische C_{qstat} [ml/cmH$_2$O] und die dynamische Compliance
   C_{dyn} [ml/cmH$_2$O] wurden anhand folgender Formeln berechnet (Milic-
   Emili et al. 1987, [84]):

$$C_{\text{qstat}} = \frac{V_{\text{tinsp}}}{p_{\text{pause}} - p_{\text{endexsp}}} \qquad (4.3)$$

$$C_{\text{dyn}} = \frac{V_{\text{tinsp}}}{p_{\text{insp}} - p_{\text{endexsp}}} \qquad (4.4)$$

7. Durch Darstellung der Volumenwerte gegen die Druckwerte wurde die Druckvolumenkurve konstruiert. Die Steigung dieser Kurve in ihrem inspiratorischen Teil wurde als differentielle dynamische Compliance Cd [ml/cmH$_2$O] bezeichnet:

$$Cd = \frac{dV}{dp} \qquad (4.5)$$

Die differentielle dynamische Compliance kann aufgrund von - in der Praxis - unvermeidbaren Störungen der Meßsignale (Schwingungen der Gase in den Beatmungsschläuchen, Wassertröpfchen etc.) nicht aus den Druck-/Volumenwerten direkt berechnet werden. Mit Hilfe des Least-Square Verfahrens wurde ein Polynom dritten Grades an die inspiratorischen Druck-/Volumenwerte angepaßt. Es hat die allgemeine Form:

$$V(p) = a_1 \cdot p_3 + a_2 \cdot p^2 + a_3 \cdot p + a_4 \qquad (4.6)$$

Mit:

a_1, a_2, a_3 und a_4 :   Koeffizienten des Polynoms, die durch das Least-Square Verfahren ermittelt werden.

Die Ableitung dieser Funktion nach dem Druck führt zur Berechnung der differentiellen dynamischen Compliance:

$$Cd(p) = \frac{dV}{dp} = 3 \cdot a_1 \cdot p^2 + 2 \cdot a_2 \cdot p + a_3 \qquad (4.7)$$

Durch Einsetzen von p_{endexsp} für p in diese Gleichung wurde die differentielle dynamische Compliance zu Beginn der Inspiration Cd_{anf} [ml/cmH$_2$O] und durch Einsetzen von p_{insp} für p der entsprechende Wert am Ende der Inspiration Cd_{end} [ml/cmH$_2$O] berechnet. Wies die Funktion $Cd(p)$ im Druckintervall [$p_{\text{endexsp}} \cdots p_{\text{insp}}$] ein Maximum auf, ergab sich der maximale Wert der differentiellen dynamischen Compliance Cd_{max} [ml/cmH$_2$O]; existierte das Maximum nicht in dem Druckintervall [$p_{\text{endexsp}} \cdots p_{\text{insp}}$], wurde für Cd_{max} der größere Wert von Cd_{anf} und Cd_{end} verwendet. Diese Methode wurde bereits publiziert (Heinrichs et al. 1988, [57]; Quirin 1989, [113]).

Während der Messungen standen diese Daten und die verschiedenen Kurven online zur Verfügung und konnten mittels grafischer Darstellung auf Artefakte bzw. andere Störeinflüsse (z.B. Mitatmen des Patienten, Singultus etc.) untersucht werden. Am Ende einer jeden $PEEP$-Stufe ($ZDM1$ - $ZDM5$) wurde ein möglichst störungsfreier Atemzug ausgewählt und auf Diskette gespeichert. Ferner konnten die Werte der differentiellen dynamischen Compliance mit zur

Bestimmung desjenigen $PEEP$-Wertes herangezogen werden, der bis zum folgenden Tag belassen wurde (siehe 4.3).
In den folgenden Abbildungen 4.2, 4.3, 4.4, 4.5 und 4.6 sind typische Beispiele einer kompletten Meßserie dargestellt. Jede Abbildung besteht aus 3 Teilen:

Tabelle 4.1. Legende zu den Abbildungen 4.2 bis 4.6

	Abszizze	Ordinate
Fluß-Zeit-Kurve $\{f(t)\}$	Zeitachse, Gesamtlänge 6 sec	Fluß in l/sec
Druck-Zeit-Kurve $\{p(t)\}$	Zeitachse, Gesamtlänge 6 sec	Druck in cmH_2O
Druck-Volumen-Kurve $\{V(p)\}$	Druck in cmH_2O	Volumen in l

Die Meßserie wurde bei einem Patienten der $ARDS$-Klasse 2 registriert. Man erkennt, wie durch den steigenden $PEEP$-Wert vom $ZDM1$ ($PEEP$-Stufe 0 cmH_2O) zum $ZDM4$ ($PEEP$-Stufe 15 cmH_2O) der Beatmungsdruck ansteigt. In der Druck-Volumenkurve wird der inspiratorische Teil gleichzeitig flacher und weist auf eine zunehmend ungünstige differentielle dynamische Compliance am Ende der Inspiration hin.

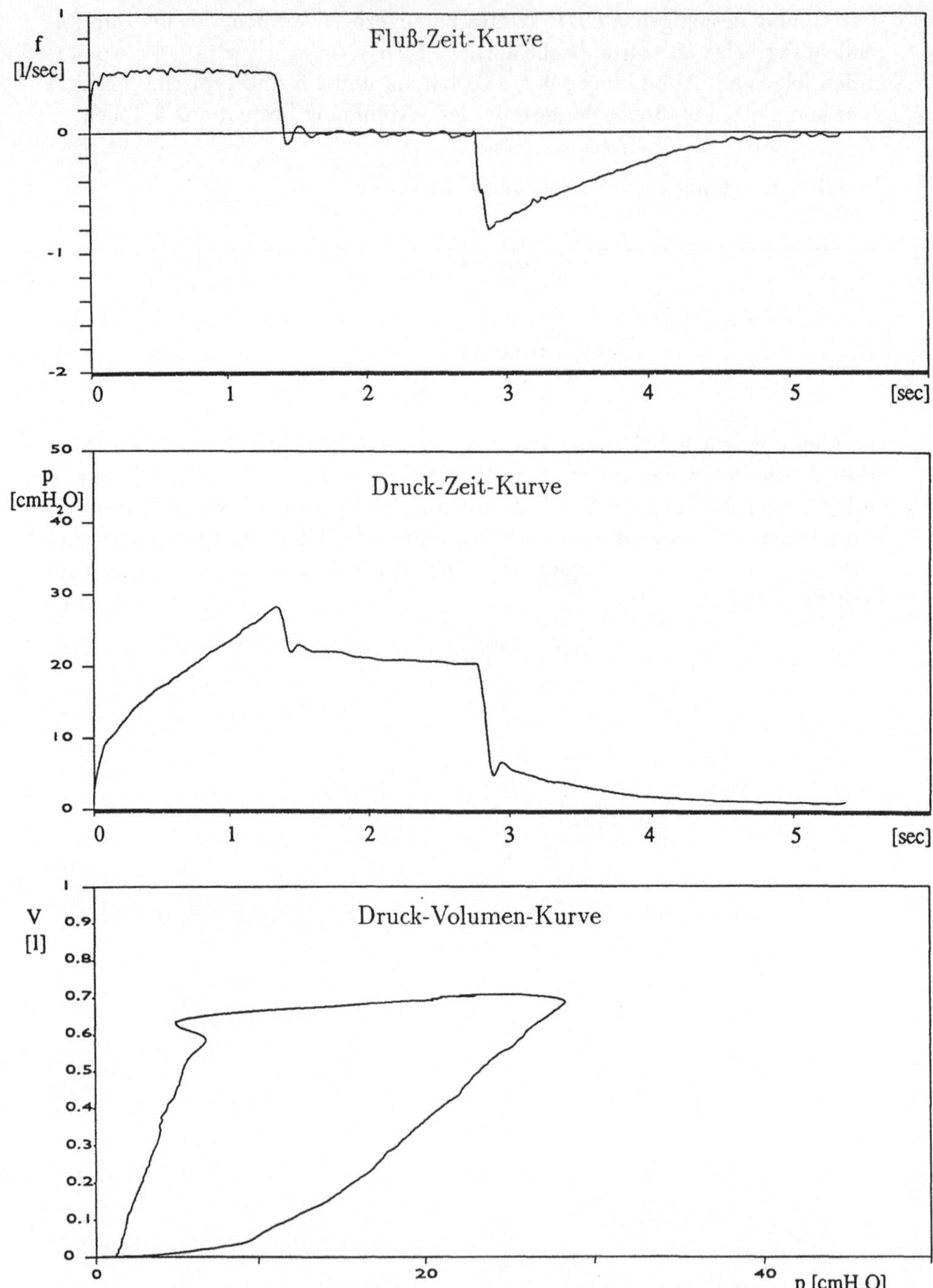

Abb. 4.2. Atemmechanische Registrierung zum $ZDM1$ ($PEEP$-Stufe 0 cmH$_2$O) (Einheiten und Legende siehe Seite 29)

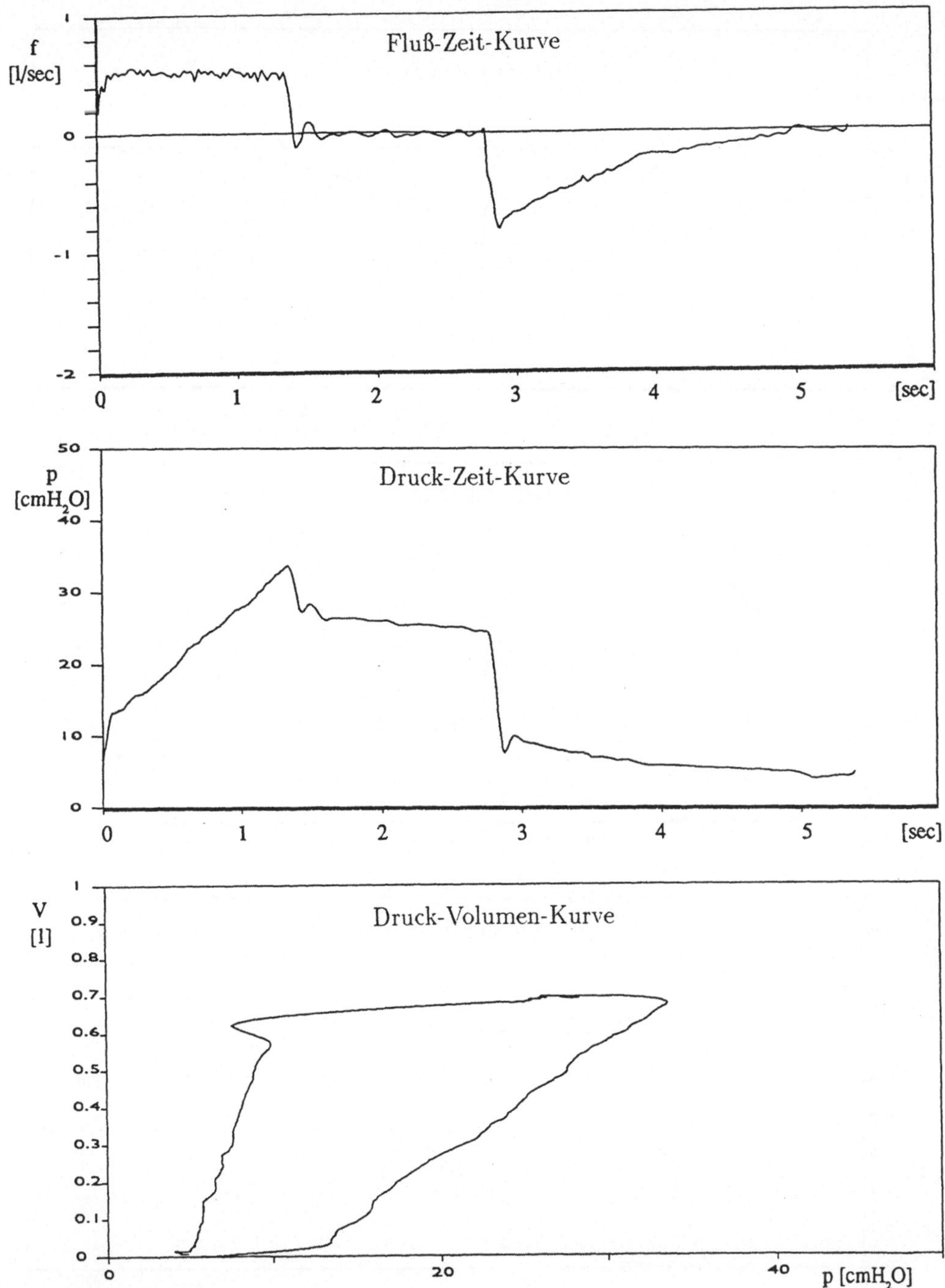

Abb. 4.3. Atemmechanische Registrierung zum $ZDM2$ ($PEEP$-Stufe +5 cmH₂O) (Einheiten und Legende siehe Seite 29)

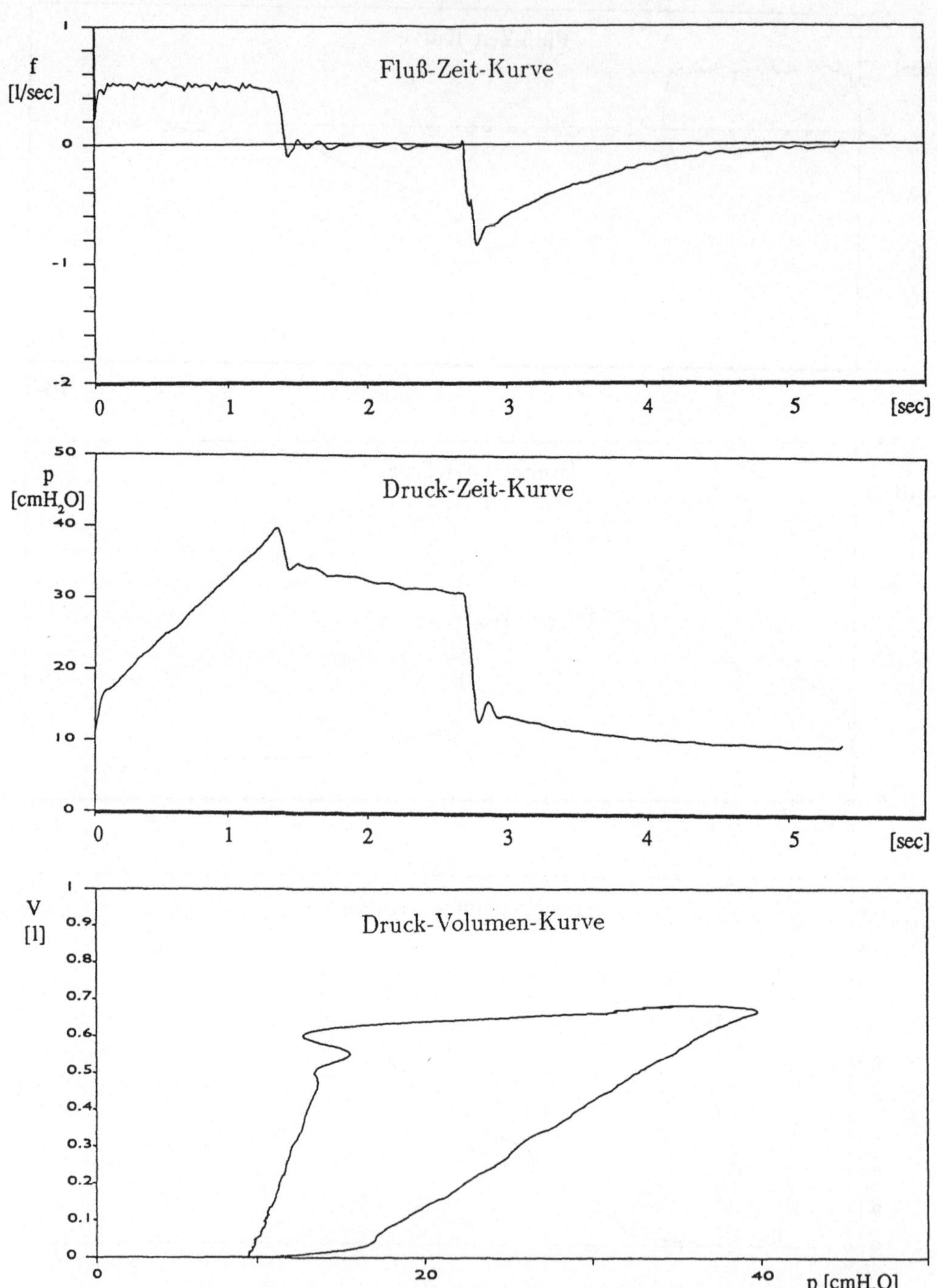

Abb. 4.4. Atemmechanische Registrierung zum $ZDM3$ ($PEEP$-Stufe +10 cmH$_2$O) (Einheiten und Legende siehe Seite 29)

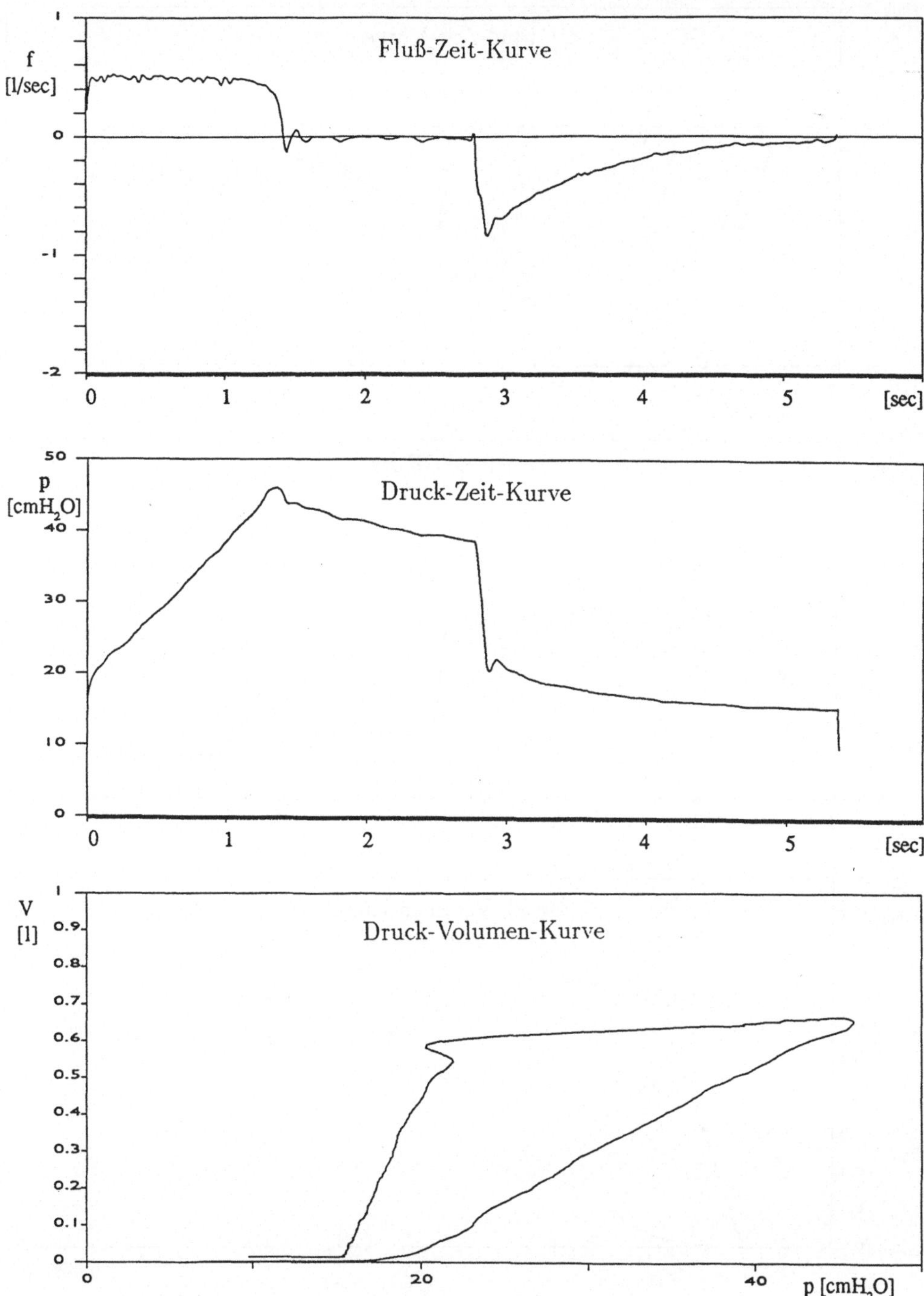

Abb. 4.5. Atemmechanische Registrierung zum $ZDM4$ ($PEEP$-Stufe +15 cmH$_2$O) (Einheiten und Legende siehe Seite 29)

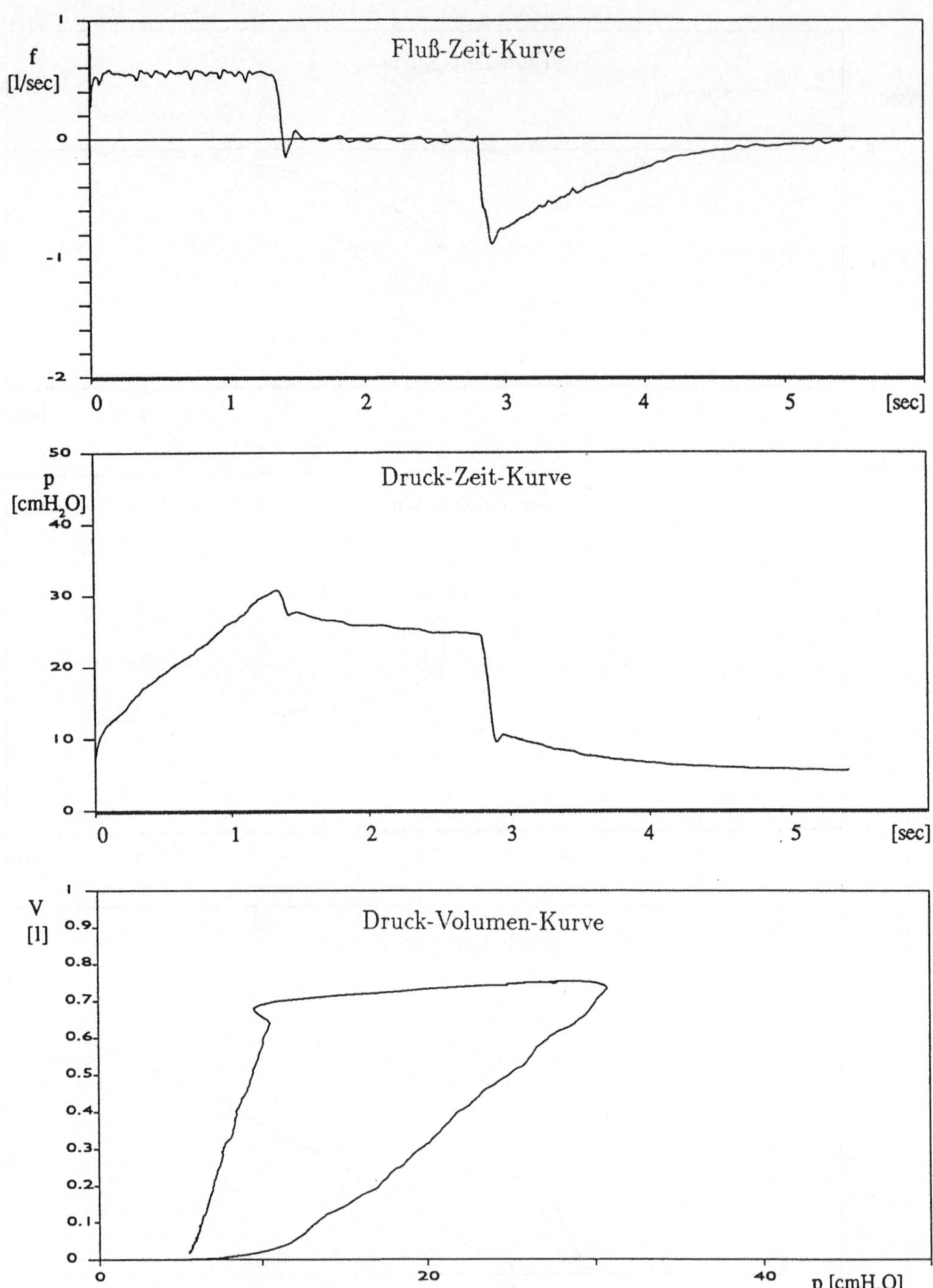

Abb. 4.6. Atemmechanische Registrierung zum *ZDM*5 (*PEEP*-Stufe Endeinst.) (Einheiten und Legende siehe Seite 29)

4.6 Anpassung des Modells an die gemessenen Atemkurven

Mit Hilfe eines weiteren Programmpaketes konnte das nichtlineare Zweikompartimentmodell an reale Messungen angepaßt werden. Hierbei handelt es sich um ein vielparametriges Optimierungsproblem.

Die folgenden Variablen werden aus den Meßdaten direkt ermittelt:

t_{insp}, t_{pause} und t_{exsp} :   Die Zeiten des Beatmungszyklus
AZV :   Atemzugvolumen
p_{max} :   Maximaler Tubusdruck
P_{endexsp} :   Endexspiratorischer Druck

Da R_{app} keine a priori bekannte Funktion ist, sondern erst aus den Meßwerten (p, f) bestimmt werden müßte, wäre in der Exspirationsphase die Anzahl der unbekannten Variablen noch höher bzw. die Anzahl der zur Berechnung der Lungenparameter zur Verfügung stehenden Meßwerte halbiert. Hinzu käme, daß die Widerstände R_1 und R_2 während der Exspiration genaugenommen fluß-/druckabhängig sind. Aus diesen Gründen werden nur die Inspirations- und Pausenphase für die Bestimmung der Lungenparameter herangezogen (siehe Diskussion 6.3.3). Die Darstellung des angepaßten Modells erfolgt durch das beschriebene Simulationsprogramm. Hierbei wird der Exspirationswiderstand des Ausatemteils des Respirators (R_{app}) als konstant angenommen und die $PEEP$-Regelung des Respirators durch einen $PI - Regler$ simuliert (siehe 3.)

Die Parameter für die beiden nichtlinearen Lungenkompartimente (R, C_0, p_0 und p_{lin}) - also zusammen 8 Variablen - werden durch das Optimierungsprogramm berechnet.

Um Unschärfen eines solchen Optimierungsprogrammes soweit wie möglich zu vermeiden und gleichzeitig die Rechengeschwindigkeit zu erhöhen, wurden dem eigentlichen Anpassungsprogramm zwei Schritte vorgeschaltet:

1. Das in Abbildung 3.1 dargestellte Zweikompartimentmodell wurde unter der Annahme linearer Compliances analytisch gelöst. Es wird dann durch die folgenden Gleichungen beschrieben:

$$p = \frac{p_1 \cdot R_2 + p_2 \cdot R_1}{R_{\mathrm{s}}} + f \cdot R_{\mathrm{p}} \qquad (4.8)$$

$$f_1 = \frac{p_2 - p_1}{R_{\mathrm{s}}} + f \cdot \frac{R_{\mathrm{p}}}{R_1} \qquad (4.9)$$

$$f_2 = \frac{p_1 - p_2}{R_{\mathrm{s}}} + f \cdot \frac{R_{\mathrm{p}}}{R_2} \qquad (4.10)$$

(Die Symbole sind mit denen des nichtlinearen Modells identisch.)

Die Gleichungen 4.9 und 4.10 zeigen, daß auch dann ein Teilstrom f_i fließt, wenn der äußere Strom f Null ist. Betrachtet man nur die Pausenphase, entspricht dieser Teilstrom dem Ausgleich zwischen den beiden

Kompartimenten. Die Druckdifferenz zwischen den Kompartimenten ist nicht konstant, sondern nimmt in der Pausenphase zeitabhängig ab. Die Zeitkonstante der Abnahme wird durch die folgende Beziehung beschrieben:

$$\tau = R_{\mathrm{s}} \cdot C_{\mathrm{s}} \quad \text{mit} \quad C_{\mathrm{s}} = C_1 \cdot \frac{C_2}{C_1 + C_2} \tag{4.11}$$

Der Druckverlauf in der Pausenphase ergibt sich dann als:

$$p(t) = p(pause_0) + \Delta p \cdot (1 - e^{-t/\tau}) \tag{4.12}$$

Mit:

$p(pause_0)$:   Druck zu Beginn der Pausenphase

Δp :   Druckdifferenz zwischen dem Druck zu Beginn der Pausenphase und dem Druck der sich nach völligem Druckausgleich zwischen den beiden Kompartimenten einstellen würde.

Durch Einsetzen der Modellgleichungen 4.8, 4.9 und 4.10 in 4.12 und Einführung der Zeitkonstanten der beiden Kompartimente $\tau_1 (\tau_1 = R_1 \cdot C_1)$ und $\tau_2 (\tau_2 = R_2 \cdot C_2)$ kommt man zu folgender Beziehung 4.13:

$$p(t) = p(pause_0) + (\Delta p \cdot \frac{\tau_1 - \tau_2}{\tau}) \cdot (1 - e^{-t/\tau}) \tag{4.13}$$

Nach Gleichung 4.13 wird ein Druckausgleich in der Pausenphase nur dann sichtbar, wenn die Zeitkonstanten der einzelnen Kompartimente τ_1 und τ_2 unterschiedlich sind. Bei gleichen Zeitkonstanten können dennoch Ausgleichsvorgänge zwischen den beiden Kompartimenten stattfinden, sie sind jedoch am Gesamtdruck p nicht mehr erkennbar und somit in der Praxis nicht meßbar.

Durch Anpassung der Funktion nach Gleichung 4.12 an den Verlauf der Druckzeitkurve in der Pausenphase wurde ein τ ermittelt. Kleine Werte von τ (in der Größenordnung der Pausenzeit oder sonstiger für die Beatmung typischer Zeiten) bei ausreichend großem Δp weisen dabei auf das Vorhandensein von Kompartimenten mit unterschiedlichen Zeitkonstanten hin. Ergibt sich τ groß bzw. Δp klein, können aus der gemessenen Kurve keine Rückschlüsse auf die einzelnen Kompartimente gezogen werden. Aus den Ergebnissen des linearen Zweikompartimentmodells wurden Startwerte für das Anpassungsverfahren des nichtlinearen Zweikompartimentmodells erhalten. Die Anpassung des linearen Zweikompartimentmodells läßt sich wesentlich schneller durchführen, da kein numerisches Integrationsverfahren zur Anwendung kommt.

2. Unter der Annahme nur eines nichtlinearen Kompartimentes (mit einer nichtlinearen Compliance nach der unter 3 beschriebenen Funktion) konnte das Lungenmodell analytisch gelöst werden. Es wird durch 4 Parameter (R, C_0, p_0 und p_{lin}) sowie die den Atemzyklus definierenden Größen beschrieben. Dieses nichtlineare Einkompartimentmodell wurde an alle

diejenigen gemessenen Atemkurven mittels eines Least-Square Fitverfahrens angepaßt, bei denen der Unterschied der charakteristischen Zeiten des Zweikompartimentmodells ($\tau_1 = R_1 \cdot C_{01}$ und $\tau_2 = R_2 \cdot C_{02}$ [sec]) kleiner als der Faktor 2 war (siehe auch 5.4).

Im Anpassungsprogramm für das nichtlineare Zweikompartimentmodell wurden 3 verschiedene Verfahren benutzt und in unterschiedlicher Reihenfolge je nach der Datenkonstellation teilweise mehrfach aufgerufen:

- Simplexverfahren

- Monte-Carlo Verfahren

- Gradienten-Verfahren

Bei der eigentlichen Optimierung rufen diese Verfahren repetierend eine Berechnung des nichtlinearen Zweikompartimentmodells auf. Die sog. Straffunktion, d.h. die aktuelle Abweichung der Modelldaten von den gemessenen Werten wird als mittleres Quadrat der Abweichungen (χ^2) (gewichtet über die Zahl der Meßpunkte) zwischen den einzelnen aus dem Modell berechneten Druckwerten und den korrespondierenden gemessenen Druckwerten berechnet und dem Optimierungsalgorithmus zurückgegeben. Dieses Vorgehen entspricht dem sog. Least-Square-Verfahren und führt zu einer Optimierungsfunktion, die den Schwerpunkt der gemessenen Daten repräsentiert. Um Störungen des Drucksignals im Randbereich der einzelnen Phasen (durch die Umschaltvorgänge der Ventile des Beatmungsgerätes ausgelöst) zu unterdrücken, wurden vom Anfang und Ende jeder Phase je 5 Werte (50 msec) nicht in die Berechnung von χ^2 (somit auch nicht in die Anpassungsberechnung) einbezogen.
Der Optimierungsalgorithmus seinerseits verändert nun die zu optimierenden Parameter und startet erneut eine Berechnung des nichtlinearen Zweikompartimentmodells. Dieser Vorgang kann sich bei 8 Variablen einige 1000 mal wiederholen, bis eine optimale Kombination der 8 Parameter gefunden wird. Die Häufigkeit hängt sehr stark von den gefundenen Startwerten ab, so daß die Vorausberechnung des linearen Zweikompartimentmodells zur Gewinnung von Startwerten den Prozeß trotz des zusätzlichen Rechenaufwandes beschleunigen kann.
Da die Zahl der Meßpunkte in jeder Phase relativ hoch war (10 msec Raster, z.B. bei 2 Sekunden Inspirationsdauer 200 Werte), wurde für χ^2 eine Grenze von 1 festgelegt und alle atemmechanischen Registrierungen, bei denen die Anpassung zu höheren Werten von χ^2 führte, nicht für die weitere Auswertung berücksichtigt (siehe 5.4). Die Parameter der erfolgreich angepaßten Kurven wurden anschließend so sortiert, daß das Kompartiment 1 stets dasjenige mit der größeren charakteristischen Zeit (τ) war.
Um das Problem extrem langer Rechenzeiten auf den zur Verfügung stehenden Personalcomputern zu lösen (die Anpassung des Modells an einen einzelnen Atemzug würde zwischen 2 und 12 Stunden benötigen), wurde das gesamte Optimierungsprogramm so umgeschrieben, daß es auf einem sog. Transputer

ablauffähig ist. Transputer sind sehr schnelle Rechenprozessoren, die mittels Zusatzsteckkarten in einen normalen Personalcomputer als "Number cruncher" (Numerikprozessor) betrieben werden können und bei reinen Rechenoperationen einen Geschwindigkeitsgewinn von etwa 20:1 - 40:1 gegenüber dem Rechenwerk (Mathematischer Coprozessor) des Personalcomputers erreichen. Das Optimierungsprogramm selbst wurde unter Verwendung des öffentlich zugänglichen Subroutinenpaketes MINUIT vom Europäischen Kernforschungszentrum CERN in Genf in der Sprache Fortran realisiert. Auf dem verwendeten Transputer (Fa. INMOS, T800, 20 MHz) und nach verschiedenen Optimierungsprozessen des Integrationsverfahrens konnte die Anpassung des Modells an einen einzelnen Atemzug in 3-5 Minuten im Mittel durchgeführt werden. Eine weitere Geschwindigkeitssteigerung bis hin zu Real-time Messungen (von Atemzug zu Atemzug) ist durch den Einsatz von mehreren Transputern, Übernahme der Werte des vorhergehenden Atemzuges als Startwerte des nächsten und weitere Programmoptimierung möglich.

Zusammenfassend erfolgte die Anpassung des Modells an die gemessenen Atemkurven in vier Schritten:

1. Analyse mit dem linearen Zweikompartimentmodell und Bestimmung der Startwerte für die nichtlineare Anpassung.

2. Anpassung des nichtlinearen Zweikompartimentmodells, Entscheidung einer erfolgreichen Anpassung anhand der Bedingung $\chi^2 \leq 1$ [$(cmH_2O)^2$] und Bestimmung des Unterschiedes der beiden charakteristischen Zeiten τ_1 und τ_2.

3. Sortieren der Parameter in der Weise, daß das Kompartiment mit der größeren charakteristischen Zeit das 1. Kompartiment darstellt.

4. Bei einem Unterschied der charakteristischen Zeiten von weniger als dem Faktor 2 (d.h. $\tau_1 < 2 \cdot \tau_2$) Anpassung des nichtlinearen Einkompartimentmodells.

4.7 Auswertung der Daten und statistische Methoden

Die statistische Auswertung erfolgte mit dem SAS-Software-System (Version 6.03) (SAS 1985, [119], [120]) für Personalcomputer. Als Beobachtungseinheit dienten die Daten einer Meßreihe mit den Meßzeitpunkten ($ZDM1$-$ZDM5$). Zunächst wurden alle Meßwerte und berechneten Daten auf angenäherte Normalverteilung geprüft. War diese gegeben, wurden zur Beschreibung Mittelwert (Mw) und Standardabweichung (Std) benutzt, im anderen Fall Median (Med), 25%-Quantile (Q25) und 75%-Quantile (Q75).
Die Daten wurden nach $ARDS$-Klassen und Meßzeitpunkten sortiert. Zur Untersuchung auf Unterschiedlichkeit der Meßwerte zwischen den Klassen bzw.

von Meßzeitpunkt zu Meßzeitpunkt innerhalb der beiden *ARDS*-Klassen wurden nicht normalverteilte Variablen zunächst logarithmiert und so eine hinreichende Normalverteilung für die Tests auf unterschiedliches Verhalten der Werte hergestellt.

Die Tests erfolgten danach mit dem t-Test für unverbundene Stichproben zum Vergleich zwischen den beiden *ARDS*-Klassen. (Anmerkung: Die Unabhängigkeit der Stichproben war nicht vollständig gegeben, da ein Teil der Patienten in beiden *ARDS*-Klassen untersucht wurde. Eine hinreichende Unabhängigkeit wurde dennoch angenommen, da die Daten dieser Patienten an verschiedenen Untersuchungstagen ermittelt wurden und sich der Schweregrad der Erkrankung inzwischen derart geändert hatte, daß der entsprechende Patient der anderen *ARDS*-Klasse zugeordnet wurde.) Ein evtl. Unterschied zwischen den beiden *ARDS*-Klassen wird in der vorliegenden Arbeit durch Angabe von $p < 0,01$ bzw. $p < 0,05$ angegeben. Ein p-Wert $\geq 0,05$ wird als nicht signifikant (*n.s.*) bezeichnet.

Innerhalb der einzelnen Klassen führten wir folgende 7 Vergleiche mittels t-Test für verbundene Stichproben durch:

$$ZDM1 - \begin{cases} ZDM2 \\ ZDM3 \\ ZDM4 \\ ZDM5 \end{cases}$$

$$ZDM2 - ZDM3; \quad ZDM3 - ZDM4; \quad ZDM4 - ZDM5$$

Die erhaltenen p-Werte wurden nach dem Verfahren von Holm [60] auf einem multiplen Testniveau von $p < 0,05$ für jede Variable kontrolliert.

5. Ergebnisse

5.1 Allgemeine Daten

Patienten, Meßserien und ARDS-Klassen

In die Studie wurden 17 Patienten aufgenommen und über einen Zeitraum von
1 - 8 Tagen untersucht (im Mittel 2,9 Tage je Patient). Insgesamt wurden 50
vollständige Meßserien registriert, anhand der Parameter des *LIS* klassifiziert
und ausgewertet.

35 Meßserien wurden der *ARDS*-Klasse 1 und 15 der *ARDS*-Klasse 2 zugeordnet. Von 12 Patienten (Lfd. Nr. 1, 2, 3, 6, 7, 8, 10, 11, 13, 15, 16 und 17) wurden
ausschließlich Meßserien der *ARDS*-Klasse 1 und von 3 Patienten (Lfd.Nr. 5,
12 und 14) ausschließlich Meßserien der *ARDS*-Klasse 2 registriert. Von den 12
Patienten, die zur *ARDS*-Klasse 1 eingeordnet wurden, trat während des Beobachtungszeitraumes bei 8 Patienten (Lfd.Nr. 6, 8, 11, 13, 14, 15, 16 und 17)
eine deutliche Besserung des pulmonalen Befundes ein, die sich in einem bis auf
1 abnehmenden Lung-Injury-Score (*LIS*) zeigte. Bei den anderen 4 Patienten
der *ARDS*-Klasse 1 und den 3 Patienten der *ARDS*-Klasse 2 blieb der *LIS*
während mehrerer Tage unverändert.

Bei 2 Patienten (Lfd.Nr. 4 und 9) wechselte die *ARDS*-Klasse während der
Beobachtungszeit: Die ersten drei Meßserien von Patient 4 wurden der *ARDS*-Klasse 1 und die weiteren 4 Meßserien der *ARDS*-Klasse 2 zugeordnet; die ersten 5 Meßserien von Patient 9 entsprachen den Bedingungen der *ARDS*-Klasse
1 und drei weitere der *ARDS*-Klasse 2. Bei diesen Patienten verschlechterte sich
somit der pulmonale Zustand während der Untersuchung.

Der *LIS* betrug in der *ARDS*-Klasse 1 im Mittel 1,96 $\pm$ 0,48 (1,0 - 2,5) und in
der *ARDS*-Klasse 2 3,0 $\pm$ 0,27 (2,75 - 3,75).

Geschlecht, Alter, Größe, Gewicht, mittlerer *LIS*, Hauptdiagnosen und der Ausgang der Intensivtherapie der untersuchten Patienten sind in Anhang B angegeben. Die Verteilung der allgemeinen Daten war in beiden *ARDS*-Klassen
ähnlich.

Prüfung der Parameter auf angenäherte Normalverteilung

Angenäherte Normalverteilung der Daten bestand nur für einen Teil der untersuchten Parameter. Bei den folgenden war sie nicht gegeben: paO_2, *TPRI*,

$PVRI$, Oxygind, Qs/Qt, p_{insp}, p_{pause}, C_{qstat}, C_{dyn}, Cm_{anf}, Cm_{max}, Cm_{end} und alle Werte aus der Modellanpassung. Diese Werte wurden für die statistischen Tests logarithmiert.

Die inspiratorische Sauerstoffkonzentration, die Atemfrequenz, das Atemzugvolumen und das Atemminutenvolumen

Die Fraktion der inspiratorischen Sauerstoffkonzentration betrug in der *ARDS*-Klasse 1 im Mittel 0,45 ± 0,12. In der *ARDS*-Klasse 2 war sie mit 0,54 ± 0,06 höher (p <0,01). Die Atemfrequenz betrug in der *ARDS*-Klasse 1 im Mittel 12,4 ± 1,6 min^{-1}; in der *ARDS*-Klasse 2 war sie mit 14,3 ± 3,2 min^{-1} höher (p <0,01). Das Atemzugvolumen war dagegen in der *ARDS*-Klasse 1 mit 744 ± 99 ml höher als in der *ARDS*-Klasse 2 mit 642 ± 118 ml (p <0,01). Methodisch bedingt war das Atemminutenvolumen in beiden Klassen gleich. Es betrug in der *ARDS*-Klasse 1 im Mittel 9,08 ± 1,99 l/min und in der Klasse 2 im Mittel 8,99 ± 1,63 l/min. Alle drei Werte wiesen in beiden *ARDS*-Klassen keine Unterschiede an den einzelnen Meßzeitpunkten auf.

5.2 Hämodynamik und pulmonaler Gasaustausch

Die Mittelwerte und Standardabweichungen bzw. die Medianwerte und die 25%- bzw. 75%-Quantilen sind in Anhang C aufgeführt.

Druckwerte, Herzzeitvolumen und Gefäßwiderstände im großen und kleinen Kreislauf

Der arterielle Mitteldruck (*MAP*) betrug im Mittel in der *ARDS*-Klasse 1 zwischen 90 und 95 mmHg und in der *ARDS*-Klasse 2 zwischen 77 und 82 mmHg. Die niedrigsten Werte wurden in beiden Gruppen zum *ZDM*4 (*PEEP*-Stufe +15 cmH$_2$O) gemessen, wiesen jedoch kein unterschiedliches Verhalten innerhalb der Gruppen auf. Die Werte waren in der *ARDS*-Klasse 1 durchweg um 10-12 mmHg höher als in der *ARDS*-Klasse 2.
Der pulmonal-arterielle Mitteldruck (MPAP) war an allen Meßzeitpunkten in der *ARDS*-Klasse 2 höher als in der *ARDS*-Klasse 1. In der *ARDS*-Klasse 1 wurden Mittelwerte zwischen 24 und 28 mmHg registriert. In dieser Gruppe stieg der *MPAP* am *ZDM*4 an und unterschied sich von den Werten des *ZDM*1 und *ZDM*5. In der *ARDS*-Klasse 2 betrug der *MPAP* im Mittel zwischen 33 und 37 mmHg und zeigte kein unterschiedliches Verhalten zwischen den Meßzeitpunkten.
Der Herzindex (*CI*) betrug in der *ARDS*-Klasse 1 im Mittel 3,9 l · min^{-1}·m^{-2} und in der *ARDS*-Klasse 2 zwischen 4,3 und 4,5 l·min^{-1}·m^{-2}. Die Werte waren in der *ARDS*-Klasse 2 somit höher (p <0,05) und zeigten in beiden Klassen keine Änderung durch die unterschiedliche Höhe des endexspiratorischen Druckes.

Der Index des totalen peripheren Gefäßwiderstandes ($TPRI$) war in der $ARDS$-Klasse 1 an allen Meßzeitpunkten höher als in der Klasse 2. Die Medianwerte betrugen zwischen 1688 und 1878 dyn·sec·cm^{-5}·m^2 in der $ARDS$-Klasse 1 und in der $ARDS$-Klasse 2 zwischen 978 und 1331 dyn·sec·cm^{-5}·m^2. Die Werte änderten sich nicht durch die unterschiedliche Höhe des endexspiratorischen Druckes.

Der Index des pulmonalvaskulären Gefäßwiderstandes ($PVRI$) zeigte zwischen den Klassen ein dem $TPRI$ konträres Verhalten: Er war in der $ARDS$-Klasse 2 zu allen Meßzeitpunkten höher als in der Klasse 1. Die Medianwerte betrugen zwischen 263 und 321 dyn·sec·cm^{-5}·m^2 in der $ARDS$-Klasse 1 und zwischen 399 und 460 dyn·sec·cm^{-5}·m^2 in der $ARDS$-Klasse 2. Die Werte änderten sich nicht durch die unterschiedliche Höhe des endexspiratorischen Druckes.

Das veno-arterielle pulmonale Shuntvolumen

Das veno-arterielle pulmonale Shuntvolumen (Qs/Qt) war in beiden $ARDS$-Klassen deutlich gegenüber der Norm (3 - 8%) erhöht; die Werte waren nicht ausreichend normalverteilt und an allen Meßzeitpunkten in der $ARDS$-Klasse 2 höher als in der $ARDS$-Klasse 1. In der $ARDS$-Klasse 1 betrug der Medianwert am $ZDM1$ 32%. Er nahm bis zum $ZDM4$ bei steigendem $PEEP$-Wert auf 21% ab. In der $ARDS$-Klasse 2 fand sich ein Medianwert von 59% am $ZDM1$, der ebenfalls mit steigendem $PEEP$ abnahm. Zum $ZDM4$ betrug der Medianwert noch 47%. In beiden $ARDS$-Klassen fanden sich keine Unterschiede zwischen den Werten am $ZDM3$ und $ZDM4$.

Der arterielle pH-Wert und Kohlendioxidpartialdruck

In der $ARDS$-Klasse 1 betrug der arterielle pH-Wert im Mittel 7,41 ± 0,04 und in der $ARDS$-Klasse 2 7,33 ± 0,05 (p <0,01). Die niedrigsten Werte wurden in der $ARDS$-Klasse 1 am $ZDM4$ (7,38 ± 0,03) bestimmt, die sich von den Werten am $ZDM1$ (7,41 ± 0,03), $ZDM3$ (7,40 ± 0,04) und $ZDM5$ (7,42 ± 0,07) unterschieden (p <0,05). In der $ARDS$-Klasse 2 fanden sich keine Unterschiede zwischen den Meßzeitpunkten.

Der arterielle Kohlendioxidpartialdruck betrug in der $ARDS$-Klasse 1 zwischen 42,3 ± 5,7 mmHg und 46,6 ± 6,8 mmHg. Die Werte waren in der $ARDS$-Klasse 2 mit 52,7 ± 6,7 bis 56,4 ± 10,4 mmHg an allen Meßzeitpunkten höher (p <0,01). Unterschiede zwischen den Meßzeitpunkten bestanden in beiden Klassen nicht.

Der arterielle Sauerstoffpartialdruck und der Oxygenierungsindex

Die Medianwerte des arteriellen Sauerstoffpartialdruckes (paO_2) stiegen von 74,2 mmHg am $ZDM1$ stufenweise mit Erhöhung des $PEEP$-Wertes auf 104,8 mmHg am $ZDM4$ signifikant an. In der $ARDS$-Klasse 2 waren die Werte an allen Meßzeitpunkten niedriger, betrugen am $ZDM1$ 45,4 mmHg, unterschieden sich am $ZDM2$ nicht vom $ZDM1$ und stiegen dann bis zum $ZDM4$ auf 71,9 mmHg an.

Die Werte des Oxygenierungsindex (Oxygind) verhielten sich in den beiden $ARDS$-Klassen wie der paO_2, da während der Meßserien die inspiratorische Sauerstofffraktion konstant war. Aufgrund der in der $ARDS$-Klasse 2 höheren inspiratorischen Sauerstofffraktion waren die Unterschiede zwischen den beiden Klassen größer als beim paO_2. Der Oxygind stieg in der $ARDS$-Klasse 1 vom $ZDM1$ stufenweise bis zum $ZDM4$ an. In der $ARDS$-Klasse 2 waren die Werte an allen Meßzeitpunkten niedriger und stiegen zwischen dem $ZDM2$ und $ZDM4$ an.

Der Index des arteriellen Sauerstoffangebotes

Der Index des Sauerstoffangebotes (AO_2I) zeigte weder zwischen den beiden Klassen noch zwischen den verschiedenen Meßzeitpunkten ein unterschiedliches Verhalten. Die Werte betrugen im Mittel zwischen 565 und 603 ml·min^{-1}·m^{-2}.

Zusammenfassung der Ergebnisse der Hämodynamik und des pulmonalen Gasaustausches

Während der Untersuchungen fanden sich stabile Werte der Herz-Kreislauf-Parameter, die nicht - oder nur unwesentlich - durch die Höhe des endexspiratorischen Druckes an den verschiedenen Meßzeitpunkten beeinflußt wurden. Der Schweregrad des Krankheitsbildes wird in den Unterschieden zwischen den Gruppen deutlich: Der MAP war in der $ARDS$-Klasse 1 höher als in der Klasse 2, obwohl der CI in der Klasse 1 niedriger als in der $ARDS$-Klasse 2 war. Die Ursache liegt in dem höheren peripheren Gefäßwiderstand der Gruppe 2. Im kleinen Kreislauf zeigte sich ein umgekehrtes Verhalten: Der pulmonalvaskuläre Gefäßwiderstand war in der $ARDS$-Klasse 2 höher, so daß deswegen ein pulmonaler Hochdruck beobachtet werden konnte.

Das veno-arterielle pulmonale Shuntvolumen war in der $ARDS$-Klasse 2 nahezu doppelt so hoch wie in der $ARDS$-Klasse 1. Dies ist die Ursache für die geringeren Werte des arteriellen Sauerstoffpartialdruckes in der $ARDS$-Klasse 2. Aufgrund des höheren CI in der $ARDS$-Klasse 2 unterschied sich das Sauerstoffangebot jedoch nicht zwischen den beiden Klassen. Die Patienten der $ARDS$-Klasse 2 konnten also den stärker gestörten Gasaustausch durch Erhöhung der Herzauswurfleistung weitgehend kompensieren.

Ein sog. "optimales" Verhalten, d.h. das Durchlaufen eines günstigen Extremwertes, konnte für keinen der untersuchten Parameter in Abhängigkeit des jeweiligen Meßzeitpunktes bzw. $PEEP$-Wertes gefunden werden. Diejenigen Parameter, die von der Höhe des $PEEP$ unmittelbar beeinflußt wurden (Qs/Qt, paO_2), wiesen ihren maximalen bzw. minimalen Wert zum $ZDM4$ ($PEEP +$ 15 cmH$_2$O) auf.

5.3 Atemmechanische Registrierungen

Beatmungsdruckwerte

Der Druck am Ende der Inspiration (p_{insp}) und der Pausendruck (p_{pause}) waren an allen Meßzeitpunkten in der *ARDS*-Klasse 2 höher als in der Klasse 1. Die Medianwerte des p_{insp} stiegen in der Klasse 1 stufenweise vom *ZDM*1 zum *ZDM*4 von 26,0 auf 40,6 cmH$_2$O an. Am *ZDM*5 betrug p_{insp} 30,8 cmH$_2$O. In der *ARDS*-Klasse 2 fand sich ein wesentlich geringerer Anstieg von 49,9 cmH$_2$O am *ZDM*1 auf 53,2 cmH$_2$O am *ZDM*3. Am *ZDM*4 und *ZDM*5 waren die Werte nicht mehr unterschiedlich zum *ZDM*3. Der Pausendruck verhielt sich in beiden Gruppen wie p_{insp}.

Der endexspiratorische Druck p_{endexsp} war an den *ZDM*1 - *ZDM*4 in beiden Gruppen gleich. Die Werte waren im Mittel aufgrund der Widerstände im Beatmungsschlauchsystem zwischen 1 und 2,5 cmH$_2$O höher als der am Beatmungsgerät eingestellte Wert.

Am *ZDM*5 betrug p_{endexsp} in der *ARDS*-Klasse 1 im Mittel 5,0 $\pm$ 3,4 cmH$_2$O und in der Klasse 2 10,1 $\pm$ 5,1 cmH$_2$O. Der höhere Mittelwert in der Klasse 2 unterschied sich von dem Wert in der Klasse 1 ($p < 0{,}01$). Die Medianwerte und die 25%- bzw. 75%-Quantilen der Beatmungsdruckwerte sind in Anhang D aufgelistet.

Die quasistatische und die dynamische Compliance

Die Werte der quasistatischen (C_{qstat}) und dynamischen Compliance (C_{dyn}) waren an allen Meßzeitpunkten in der *ARDS*-Klasse 1 höher als in der Klasse 2. In der *ARDS*-Klasse 1 betrugen die Medianwerte der C_{qstat} an allen Meßzeitpunkten zwischen 39,2 bis 44,9 ml/cmH$_2$O. Unterschiede zwischen den Meßzeitpunkten fanden sich in dieser Klasse nicht. In der *ARDS*-Klasse 2 war die C_{qstat} am *ZDM*3 mit 19,1 ml/cmH$_2$O und am *ZDM*4 mit 20,8 ml/cmH$_2$O höher als zum *ZDM*1 (15,3 ml/cmH$_2$O) und zum *ZDM*2 (16,9 ml/cmH$_2$O). In Abbildung 5.1 ist das Verhalten der C_{qstat} dargestellt; die Werte sind in Tabelle 5.1 aufgelistet.

Tabelle 5.1. C_{qstat} [ml/cmH$_2$O] Median (25%- / 75%-Quantile)

ZDM	*PEEP*-Stufe	*ARDS*-Klasse 1	*ARDS*-Klasse 2	p
*ZDM*1	0	39,2 (28,7/46,3)	15,3 (13,2/24,0)	<0,01
*ZDM*2	+5	41,3 (32,2/54,4)	16,9 (12,4/24,6)	<0,01
*ZDM*3	+10	41,3 (29,9/53,9)	19,1 (12,5/22,7)	<0,01
*ZDM*4	+15	44,9 (33,2/50,1)	20,8 (19,5/21,5)	<0,01
*ZDM*5	Endeinst.	41,6 (29,5/52,9)	17,6 (13,6/24,9)	<0,01

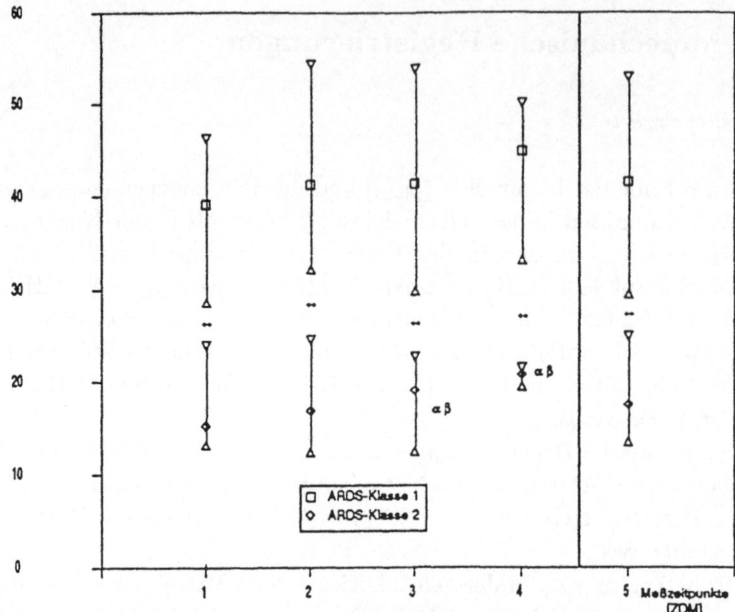

Abb. 5.1. Die quasistatische Compliance C_{qstat} [ml/cmH$_2$O] (25% und 75% Quantile) ZDM: ZDM1 ($PEEP$-Stufe 0), ZDM2 ($PEEP$-Stufe +5), ZDM3 ($PEEP$-Stufe +10), ZDM4 ($PEEP$-Stufe +15), ZDM5 (Endeinst.)
**: Unterschied der Werte zwischen der $ARDS$-Klasse 1 und der $ARDS$-Klasse 2 (p < 0,01)
α, β: Unterschied des Wertes zu ZDM1(α) und ZDM2 (β) (multiples Testniveau p < 0,05)

Die dynamische Compliance wies ein vergleichbares Verhalten wie die quasistatische Compliance auf. In der $ARDS$-Klasse 2 waren die Werte zum $ZDM4$ (18,2 ml/cmH$_2$O) höher als zum $ZDM1$ (12,7 ml/cmH$_2$O). In Abbildung 5.2 ist das Verhalten der C_{dyn} an den verschiedenen Meßzeitpunkten dargestellt; die Werte sind in Tabelle 5.2 aufgeführt.

Die differentielle dynamische Compliance

Die differentielle dynamische Compliance zu Beginn der Inspiration (Cd_{anf}) war in der $ARDS$-Klasse 1 zum $ZDM1$ mit einem Median von 7,6 ml/cmH$_2$O niedriger als zu den anderen Meßzeitpunkten und stieg bereits zum $ZDM2$ an. Die höchsten Werte fanden sich zum $ZDM4$ mit 31,5 ml/cmH$_2$O. In der $ARDS$-Klasse 2 waren die Werte zum $ZDM2$ und $ZDM3$ signifikant und zum $ZDM4$ auffällig niedriger als in der Klasse 1. Die niedrigsten Werte in der $ARDS$-Klasse 2 wurden zum $ZDM1$ mit 9,3 ml/cmH$_2$O bzw. $ZDM2$ mit 9,2 ml/cmH$_2$O, höhere zum $ZDM3$ mit 17,1 ml/cmH$_2$O und die höchsten zum $ZDM4$ mit 23,5 ml/cmH$_2$O bestimmt. In Abbildung 5.3 ist das Verhalten von Cd_{anf} dargestellt; die Werte sind in Tabelle 5.3 aufgeführt.

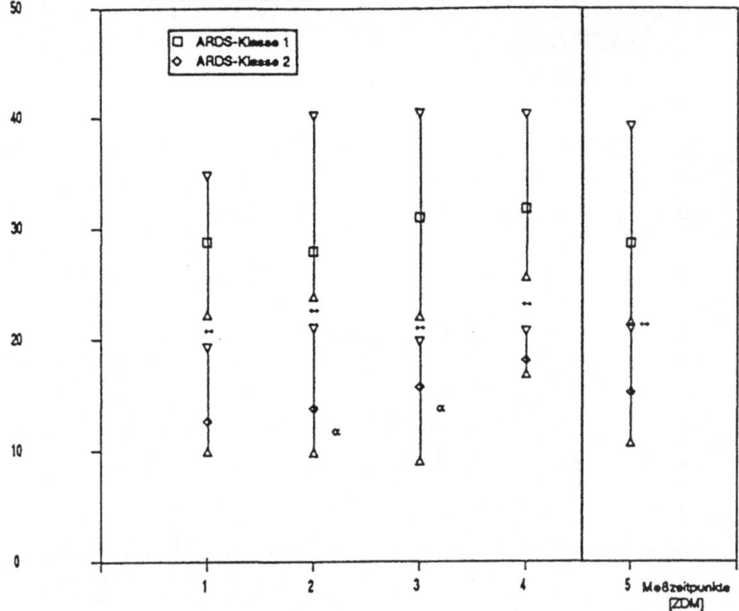

Abb. 5.2. Die dynamische Compliance C_{dyn} [ml/cmH$_2$O] (Median, 25% und 75% Quantile)
 ZDM: ZDM1 ($PEEP$-Stufe 0), ZDM2 ($PEEP$-Stufe +5), ZDM3 ($PEEP$-Stufe +10), ZDM4 ($PEEP$-Stufe +15), ZDM5 (Endeinst.)
∗∗: Unterschied der Werte zwischen der $ARDS$-Klasse 1 und der $ARDS$-Klasse 2 (p < 0,01)
α: Unterschied des Wertes zu ZDM1 (multiples Testniveau p < 0,05)

Tabelle 5.2. C_{dyn} [ml/cmH$_2$O] Median (25%- / 75%-Quantile)

ZDM	$PEEP$-Stufe	$ARDS$-Klasse 1	$ARDS$-Klasse 2	p
$ZDM1$	0	28,8 (22,3/34,8)	12,7 (10,0/19,3)	<0,01
$ZDM2$	+5	28,0 (23,9/40,2)	13,8 (9,9/21,1)	<0,01
$ZDM3$	+10	31,0 (22,1/40,5)	15,8 (9,2/19,9)	<0,01
$ZDM4$	+15	31,8 (25,7/40,3)	18,2 (16,9/20,8)	<0,01
$ZDM5$	Endeinst.	28,7 (21,6/39,2)	15,2 (10,7/20,9)	<0,01

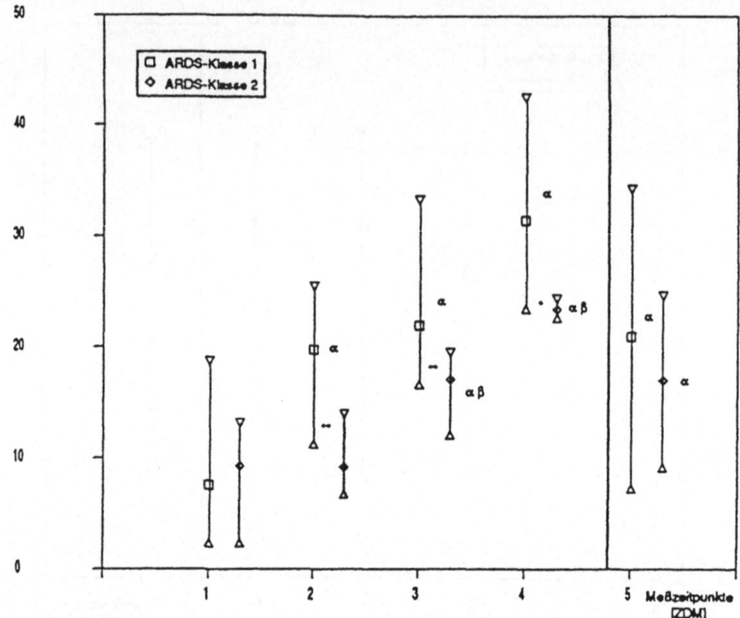

Abb. 5.3. Die differentielle dynamische Compliance zu Beginn der Inspiration Cd_{anf} [ml/cmH$_2$O] (Median, 25% und 75% Quantile)

ZDM: ZDM1 ($PEEP$-Stufe 0), ZDM2 ($PEEP$-Stufe +5), ZDM3 ($PEEP$-Stufe +10), ZDM4 ($PEEP$-Stufe +15), ZDM5 (Endeinst.)

*, **: Unterschied der Werte zwischen der $ARDS$-Klasse 1 und der $ARDS$-Klasse 2 (*: p < 0,05; **: p < 0,01)

α, β: Unterschied des Wertes zu ZDM1(α) und ZDM2 (β) (multiples Testniveau p < 0,05)

Tabelle 5.3. Cd_{anf} [ml/cmH$_2$O] Median (25%- / 75%-Quantile)

ZDM	$PEEP$-Stufe	$ARDS$-Klasse 1	$ARDS$-Klasse 2	p
$ZDM1$	0	7,6 (2,4/18,7)	9,3 (2,4/13,2)	n.s.
$ZDM2$	+5	19,8 (11,2/25,5)	9,2 (6,8/14,0)	<0,01
$ZDM3$	+10	22,0 (16,6/33,3)	17,1 (12,1/19,6)	<0,01
$ZDM4$	+15	31,5 (23,5/42,6)	23,5 (22,7/24,4)	<0,05
$ZDM5$	Endeinst.	21,0 (7,3/34,4)	17,1 (9,2/24,7)	n.s.

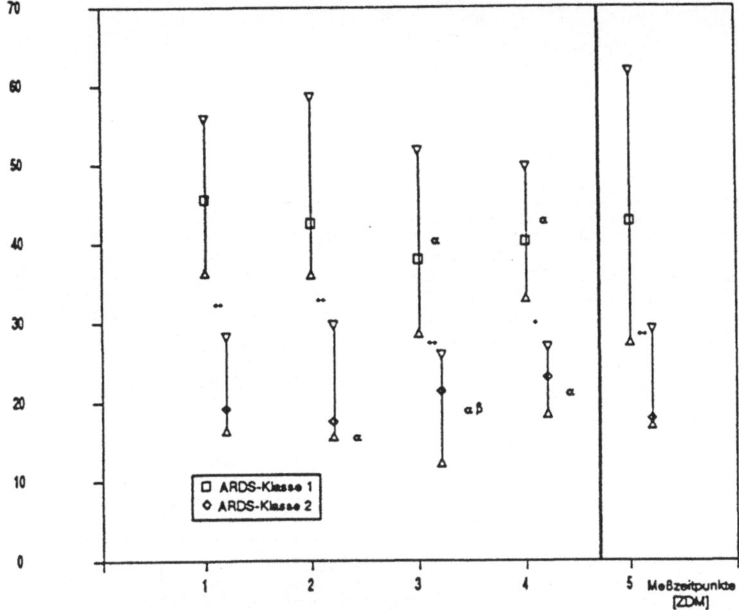

Abb. 5.4. Der maximale Wert der differentiellen dynamischen Compliance Cd_{max} [ml/cmH$_2$O] (Median, 25% und 75% Quantile)
  ZDM: ZDM1 ($PEEP$-Stufe 0), ZDM2 ($PEEP$-Stufe +5), ZDM3 ($PEEP$-Stufe +10), ZDM4 ($PEEP$-Stufe +15), ZDM5 (Endeinst.)
$*,**$: Unterschied der Werte zwischen der $ARDS$-Klasse 1 und der $ARDS$-Klasse 2 ($*$: p < 0,05; $**$: p < 0,01)
α, β: Unterschied des Wertes zu ZDM1(α) und ZDM2 (β) (multiples Testniveau p < 0,05)

Der maximale Wert der differentiellen dynamischen Compliance (Cd_{max}) war in der $ARDS$-Klasse 1 zu allen Meßzeitpunkten höher als in der Klasse 2. In der $ARDS$-Klasse 1 waren die Medianwerte zum $ZDM3$ mit 38,0 ml/cmH$_2$O und zum $ZDM4$ mit 40,2 ml/cmH$_2$O niedriger als zum $ZDM1$ mit 45,6 ml/cmH$_2$O. In der $ARDS$-Klasse 2 wurden dagegen die höchsten Werte zum $ZDM3$ mit 21,5 ml/cmH$_2$O und zum $ZDM4$ mit 23,2 ml/cmH$_2$O bestimmt. Zum $ZDM5$ betrug der Medianwert von Cd_{max} in der $ARDS$-Klasse 1 42,7 ml/cmH$_2$O und in der Klasse 2 19,5 ml/cmH$_2$O. In Abbildung 5.4 ist das Verhalten der Cd_{max} dargestellt; die Werte sind in Tabelle 5.4 aufgeführt.

Die differentielle dynamische Compliance am Ende der Inspiration (Cd_{end}) war mit Ausnahme des $ZDM4$ in der $ARDS$-Klasse 1 höher als in der Klasse 2. Während die Werte in der $ARDS$-Klasse 1 am $ZDM2$, $ZDM3$ und $ZDM4$ niedriger als am $ZDM1$ waren, stiegen sie in der $ARDS$-Klasse 2 zum $ZDM3$ und $ZDM4$ an und waren zu diesen Meßzeitpunkten höher als zum $ZDM1$. Zum $ZDM5$ betrug der Medianwert von Cd_{end} in der $ARDS$-Klasse 1 34,4 ml/cmH$_2$O und in der Klasse 2 15,2 ml/cmH$_2$O. In Abbildung 5.5 ist das Verhalten von Cd_{end} dargestellt; die Werte sind in Tabelle 5.5 aufgelistet.

Tabelle 5.4. $Cd_{\max}$ [ml/cmH$_2$O] Median (25%- / 75%-Quantile)

ZDM	$PEEP$-Stufe	$ARDS$-Klasse 1	$ARDS$-Klasse 2	p
$ZDM1$	0	45,6 (36,4/55,8)	19,3 (16,6/28,3)	<0,01
$ZDM2$	+5	42,5 (36,2/58,6)	17,7 (15,8/29,7)	<0,01
$ZDM3$	+10	38,0 (28,6/51,8)	21,5 (12,3/25,9)	<0,01
$ZDM4$	+15	40,2 (33,1/49,6)	23,2 (18,6/27,0)	<0,05
$ZDM5$	Endeinst.	42,7 (27,5/61,6)	18,0 (17,2/29,1)	<0,01

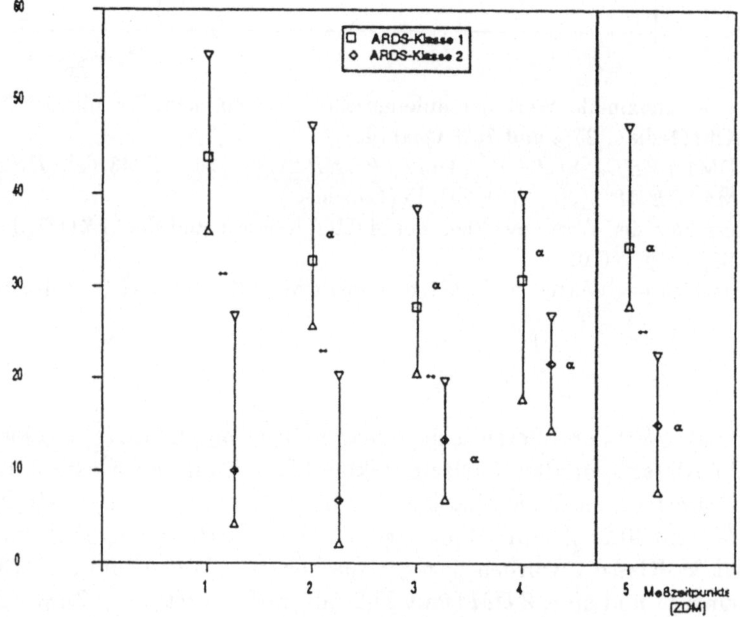

Abb. 5.5. Die differentielle dynamische Compliance am Ende der Inspiration Cd_{end} [ml/cmH$_2$O] (Median, 25% und 75% Quantile)

ZDM: ZDM1 ($PEEP$-Stufe 0), ZDM2 ($PEEP$-Stufe +5), ZDM3 ($PEEP$-Stufe +10), ZDM4 ($PEEP$-Stufe +15), ZDM5 (Endeinst.)

**: Unterschied der Werte zwischen der $ARDS$-Klasse 1 und der $ARDS$-Klasse 2 (p < 0,01)

α: Unterschied des Wertes zu ZDM1 (multiples Testniveau p < 0,05)

Tabelle 5.5. Cd_{end} [ml/cmH$_2$O] Median (25%- / 75%-Quantile)

ZDM	$PEEP$-Stufe	$ARDS$-Klasse 1	$ARDS$-Klasse 2	p
$ZDM1$	0	44,0 (36,0/54,9)	10,1 (4,4/26,7)	<0,01
$ZDM2$	+5	32,8 (25,8/47,3)	6,8 (2,2/20,3)	<0,01
$ZDM3$	+10	27,8 (20,6/38,3)	13,5 (7,0/19,7)	<0,01
$ZDM4$	+15	30,8 (17,9/39,9)	21,7 (14,6/26,9)	*n.s.*
$ZDM5$	Endeinst.	34,4 (28,1/47,3)	15,2 (7,9/22,6)	<0,01

Zusammenfassung der Ergebnisse der atemmechanischen Registrierungen

Erwartungsgemäß wurden in der $ARDS$-Klasse 1 niedrigere Beatmungsdruckwerte und höhere Compliance-Werte als in der Klasse 2 registriert. In der $ARDS$-Klasse 2 wurden bei einigen Meßserien hohe inspiratorische Beatmungsdrucke beobachtet, obwohl diese Patienten durchweg ein um etwa 100 ml vermindertes Atemzugvolumen bei entsprechend erhöhter Atemfrequenz (zum Erreichen der geforderten Minutenventilation von 120 ml/kgKG/min) erhielten. Ein auffallend unterschiedliches Verhalten in den beiden $ARDS$-Klassen wiesen die Werte der differentiellen dynamischen Compliance zu Beginn der Inspiration auf:
In der $ARDS$-Klasse 1 war sie nur bei Beatmung ohne $PEEP$ niedrig und stieg zum $ZDM2$ ($PEEP$ +5 cmH$_2$O) an, während sie in der $ARDS$-Klasse 2 bei $PEEP$-Werten von 10 bzw. 15 cmH$_2$O größer als unter niedrigem $PEEP$ war. Gleichzeitig waren die Parameter des pulmonalen Gasaustausches in der $ARDS$-Klasse 1 auch bei niedrigen $PEEP$-Werten oberhalb des geforderten Grenzbereiches ($paO_2 \geq 60$ mmHg bei FiO$_2 \leq 0{,}6$), während in der $ARDS$-Klasse 2 Werte von 10 bzw. 15 cmH$_2$O notwendig waren, um die geforderten Grenzbedingungen zu erfüllen. Aus diesem Grund wurde für die Endeinstellung des $PEEP$-Wertes ($ZDM5$) in der $ARDS$-Klasse 2 im Mittel ein Druck von 10 cmH$_2$O und in der $ARDS$-Klasse 1 ein Druck von 5 cmH$_2$O gewählt. Anhand der quasistatischen bzw. dynamischen Compliance wäre diese $PEEP$-Einstellung in der $ARDS$-Klasse 2 ebenfalls ermittelt worden; die Werte der differentiellen dynamischen Compliance zeigten sie jedoch deutlicher an. In der $ARDS$-Klasse 1 wäre eine Entscheidung aufgrund der quasistatischen und dynamischen Compliance nicht möglich gewesen, da diese Größen an den verschiedenen Meßzeitpunkten kein unterschiedliches Verhalten aufwiesen.

5.4 Ergebnisse der Modellanpassung

Die mittlere quadratische Abweichung und die Unterschiedlichkeit der Zeitkonstanten in den beiden Modell-Kompartimenten

Insgesamt konnten 238 der atemmechanischen Registrierungen in die Modellauswertung einbezogen werden. 35 von ihnen wiesen am Ende des Optimierungsprozesses eine mittlere quadratische Abweichung (χ^2) von mehr als 1 auf. Bei diesen Kurven wurde die Modellanpassung als nicht hinreichend betrachtet und die Ergebnisse verworfen. Ferner wurden diese Kurven gesondert untersucht, um den Grund für die unzureichende Anpassung zu ermitteln. Hierbei zeigte sich, daß in der Mehrzahl der Kurven entweder deutliche Spontanatembemühungen des Patienten den Meßkurven überlagert waren oder der inspiratorische Druck so hoch war, daß die Überdruckbegrenzung des Beatmungsgerätes angesprochen hatte. Im letzteren Fall ist die genaue Trennung der Inspirationsphase von der Pausenphase mit dem beschriebenen Algorithmus nicht mehr möglich. In einigen Fällen waren schließlich die Druck- bzw. Flußsignale von so großen Störsignalen (z.B. infolge von Wassertropfen im Pneumotachografen) überlagert, daß die Anpassung des Modells aus diesem Grund nicht möglich war und auch nicht sinnvoll gewesen wäre.

Bei den erfolgreich angepaßten Kurven betrug χ^2 zu den verschiedenen Meßzeitpunkten zwischen 0,08 und 0,47 im Median, d.h. daß die Abweichung der gemessenen Druckwerte von den Modellwerten zwischen 0,28 und 0,69 cmH$_2$O ausmachte. In Tabelle 5.6 sind die Werte von χ^2 aufgelistet.

Tabelle 5.6. χ^2 Median (25%-Quantile / 75%-Quantile)

ZDM	PEEP-Stufe	ARDS-Klasse 1	ARDS-Klasse 2
ZDM1	0	0,08 (0,05/0,14)	0,09 (0,08/0,18)
ZDM2	+5	0,09 (0,06/0,23)	0,14 (0,08/0,47)
ZDM3	+10	0,20 (0,06/0,40)	0,23 (0,09/0,35)
ZDM4	+15	0,10 (0,07/0,18)	0,47 (0,31/0,62)
ZDM5	Endeinst.	0,12 (0,07/0,27)	0,42 (0,14/0,60)

Der Quotient aus den charakteristischen Zeiten der 2 Modellkompartimente (τ_1/τ_2) betrug in 39 Fällen weniger als 2, so daß bei diesen Messungen nur ein effektives Kompartiment berücksichtigt wurde.

Ergebnisse bei einem effektiven Modell-Kompartiment

In der ARDS-Klasse 1 wurden an den verschiedenen Meßzeitpunkten jeweils zwischen 4 und 7 atemmechanische Registrierungen anhand des nichtlinearen Einkompartimentmodells ausgewertet. Hierbei betrug die maximale nichtlineare Compliance (C_0) zum ZDM1 im Median 58,0 ml/cmH$_2$O. Sie nahm mit steigendem PEEP-Wert ab und betrug zum ZDM4 nur noch 18,2 ml/cmH$_2$O. Parallel zu C_0 nahm auch die lineare Resistance (R) von 11,2 cmH$_2$O*sec/l zum ZDM1 auf 3,8 cmH$_2$O*sec/l zum ZDM4 ab. Die sich hieraus ergebende charakteristische Zeit der Lunge ($\tau = R \cdot C_0$) betrug zum ZDM1 im Median 0,88 sec und fiel bis zum $ZDM4$ auf 0,17 sec ab. Die Werte von p_0 und p_{lin} wiesen größere Streubreiten auf und ließen keinen charakteristischen Zusammenhang mit der Höhe des $PEEP$-Wertes an den einzelnen Meßzeitpunkten erkennen. Die Daten der Modellanpassung bei einem effektiven Kompartiment sind in den Tabellen 5.7 bis 5.11 aufgelistet. Die Daten können aufgrund der Gesamtfallzahl von 39 nur mit größter Zurückhaltung interpretiert werden. Insgesamt wurde die Tatsache, daß sich die charakteristischen Zeiten des Zweikompartimentmodells um weniger als den Faktor 2 unterschieden, bei den vorliegenden Untersuchungen nur selten beobachtet.

Tabelle 5.7. C_0 [ml/cmH$_2$O] Median (25%- / 75%-Quantile)

ZDM	$PEEP$-Stufe	$ARDS$-Klasse 1
$ZDM1$	0	58,0 (34,4/61,0)
$ZDM2$	+5	42,4 (35,7/47,8)
$ZDM3$	+10	21,6 (14,2/29,0)
$ZDM4$	+15	18,2 (9,5/23,8)
$ZDM5$	Endeinst.	26,1 (20,4/29,1)

Tabelle 5.8. R [cmH$_2$O*sec/l] Median (25%- / 75%-Quantile)

ZDM	$PEEP$-Stufe	$ARDS$-Klasse 1
$ZDM1$	0	11,2 (10,3/12,4)
$ZDM2$	+5	6,4 (4,0/ 7,7)
$ZDM3$	+10	4,9 (3,3/ 6,6)
$ZDM4$	+15	3,8 (2,5/ 4,6)
$ZDM5$	Endeinst.	8,9 (4,4/ 9,5)

Tabelle 5.9. τ [sec] Median (25%- / 75%-Quantile)

ZDM	$PEEP$-Stufe	$ARDS$-Klasse 1
$ZDM1$	0	0,88 (0,35/3,50)
$ZDM2$	+5	0,33 (0,29/1,04)
$ZDM3$	+10	0,23 (0,21/0,25)
$ZDM4$	+15	0,17 (0,04/0,24)
$ZDM5$	Endeinst.	0,35 (0,22/1,15)

Tabelle 5.10. p_0 [cmH$_2$O] Median (25%- / 75%-Quantile)

ZDM	$PEEP$-Stufe	$ARDS$-Klasse 1
$ZDM1$	0	28,3 (26,1/ 40,7)
$ZDM2$	+5	-16,2 (-39,9/ 10,7)
$ZDM3$	+10	55,0 (6,5/103,5)
$ZDM4$	+15	30,5 (-53,9/114,9)
$ZDM5$	Endeinst.	-26,8 (-27,9/ 19,6)

Tabelle 5.11. p_{lin} [cmH$_2$O] Median (25%- / 75%-Quantile)

ZDM	$PEEP$-Stufe	$ARDS$-Klasse 1
$ZDM1$	0	21,7 (16,1/ 23,4)
$ZDM2$	+5	47,1 (26,0/ 78,5)
$ZDM3$	+10	186,4 (44,7/328,1)
$ZDM4$	+15	85,4 (51,7/119,2)
$ZDM5$	Endeinst.	46,3 (32,5/ 50,0)

In der $ARDS$-Klasse 2 wurden an den verschiedenen Meßzeitpunkten lediglich zwischen 1 und 4 der atemmechanischen Registrierungen anhand des nichtlinearen Einkompartimentmodells ausgewertet. Die Werte für C_0 betrugen zwischen 20 und 41 ml/cmH$_2$O, für R zwischen 4,9 und 8,9 cmH$_2$O ·sec/l und für tau Werte zwischen 0,05 und 0,42 sec. Auf eine weitere Analyse wurde wegen der geringen Fallzahlen verzichtet. In der $ARDS$-Klasse 2 wurde somit noch seltener als in der $ARDS$-Klasse 1 ein nur geringer Unterschied der charakteristischen Zeiten des Zweikompartimentmodells beobachtet.

Ergebnisse bei zwei effektiven Modell-Kompartimenten

In der $ARDS$-Klasse 1 wurden an den verschiedenen Meßzeitpunkten zwischen 10 und 28 atemmechanische Registrierungen und in der $ARDS$-Klasse 2 zwischen 7 und 10 atemmechanische Registrierungen anhand des nichtlinearen Zweikompartimentmodells ausgewertet.
In der $ARDS$-Klasse 1 nahm die maximale nichtlineare Compliance im Kompartiment 1 (C_{01}) vom $ZDM1$ zum $ZDM3$ durch die Erhöhung des endexspiratorischen Druckes von einem Medianwert von 39,8 auf 27,4 ml/cmH$_2$O ab. Zum $ZDM4$ stieg sie auf 33,5 ml/cmH$_2$O an. Im Kompartiment 2 (C_{02}) waren die Werte durchweg kleiner (15,8 bis 22,0 ml/cmH$_2$O) und an den einzelnen Meßzeitpunkten nicht unterschiedlich.
In der $ARDS$-Klasse 2 fanden sich für C_{01} an den Meßzeitpunkten $ZDM1$, $ZDM2$ und $ZDM3$ niedrigere Werte als in der $ARDS$-Klasse 1 (9,0 bis 36,1

ml/cmH_2O). Die Werte im Kompartiment 2 (C_{02}) waren durchweg niedriger als im Kompartiment 1 (10,2 bis 18,1 ml/cmH_2O) und unterschieden sich an den $ZDM1$, $ZDM2$ und $ZDM3$ von denen der $ARDS$-Klasse 1. In den Tabellen 5.12 und 5.13 sind die Werte von C_{01} und C_{02} dargestellt.

Tabelle 5.12. C_{01} [ml/cmH_2O] Median (25%- / 75%-Quantile)

ZDM	$PEEP$-Stufe	$ARDS$-Klasse 1	$ARDS$-Klasse 2	p
$ZDM1$	0	39,8 (30,2/52,4)	23,4 (17,0/31,6)	<0,01
$ZDM2$	+5	41,1 (29,4/55,1)	20,8 (10,8/30,4)	<0,01
$ZDM3$	+10	27,4 (22,5/33,9)	9,0 (7,8/18,3)	<0,01
$ZDM4$	+15	33,5 (27,3/36,8)	27,7 (8,4/47,0)	n.s.
$ZDM5$	Endeinst.	34,1 (27,6/52,0)	36,1 (14,2/95,1)	n.s.

Tabelle 5.13. C_{02} [ml/cmH_2O] Median (25%- / 75%-Quantile)

ZDM	$PEEP$-Stufe	$ARDS$-Klasse 1	$ARDS$-Klasse 2	p
$ZDM1$	0	19,6 (10,5/34,4)	12,0 (9,7/15,9)	<0,01
$ZDM2$	+5	22,0 (10,5/26,6)	10,2 (5,8/12,3)	<0,01
$ZDM3$	+10	20,3 (11,1/45,2)	13,4 (10,6/16,2)	<0,01
$ZDM4$	+15	20,0 (10,8/31,1)	18,1 (14,5/21,7)	n.s.
$ZDM5$	Endeinst.	15,8 (10,6/25,7)	13,0 (10,6/17,8)	n.s.

Die Widerstände von R_1 änderten sich in beiden $ARDS$-Klassen durch die unterschiedliche Höhe des endexspiratorischen Druckes nur gering. In der $ARDS$-Klasse 1 nahm dagegen R_2 vom $ZDM1$ (14,7 $cmH_2O{\cdot}sec/l$) bzw. $ZDM2$ (15,3 $cmH_2O{\cdot}sec/l$) deutlich zum $ZDM4$ ab (7,9 $cmH_2O{\cdot}sec/l$). Auch in der $ARDS$-Klasse 2 nahm R_2 durch die Erhöhung des $PEEP$-Wertes ab. In den Tabellen 5.14 und 5.15 sind die Werte von R_1 und R_2 dargestellt.

Tabelle 5.14. R_1 [$cmH_2O{\cdot}sec/l$] Median (25%- / 75%-Quantile)

ZDM	$PEEP$-Stufe	$ARDS$-Klasse 1	$ARDS$-Klasse 2	p
$ZDM1$	0	30,7 (20,1/59,7)	32,3 (27,9/41,8)	n.s.
$ZDM2$	+5	21,2 (18,6/33,8)	34,3 (20,6/50,5)	n.s.
$ZDM3$	+10	29,6 (21,6/50,1)	58,0 (39,7/75,0)	n.s.
$ZDM4$	+15	30,5 (20,7/44,9)	23,1 (16,4/29,8)	n.s.
$ZDM5$	Endeinst.	24,0 (20,4/36,2)	39,6 (25,2/60,7)	n.s.

Tabelle 5.15. R_2 [cmH$_2$O·sec/l] Median (25%- / 75%-Quantile)

ZDM	$PEEP$-Stufe	$ARDS$-Klasse 1	$ARDS$-Klasse 2	p
$ZDM1$	0	14,7 (9,0/18,9)	22,0 (19,2/22,6)	<0,05
$ZDM2$	+5	15,3 (11,4/20,0)	18,0 (17,1/19,5)	n.s.
$ZDM3$	+10	10,9 (2,9/15,6)	13,7 (10,4/16,3)	n.s.
$ZDM4$	+15	7,9 (4,9/17,4)	11,6 (6,8/16,4)	n.s.
$ZDM5$	Endeinst.	13,5 (10,2/17,5)	13,9 (1,5/39,6)	n.s.

Die sich aus diesen Parametern ergebenden charakteristischen Zeiten τ_1 und τ_2 zeigten ein auffälliges Verhalten: In der $ARDS$-Klasse 1 nahmen beide Zeitkonstanten durch die Erhöhung des endexspiratorischen Druckes vom $ZDM1$ zum $ZDM3$ ab. So verringerte sich τ_1 von einem Medianwert von 1,54 sec auf 0,7 sec und τ_2 von 0,31 auf 0,18 sec. Zum $ZDM4$ stieg τ_1 wieder an (1,18 sec) während sich τ_2 nicht weiter änderte. In der $ARDS$-Klasse 2 waren dagegen τ_1 und τ_2 weitgehend konstant an den verschiedenen Meßzeitpunkten. Lediglich τ_1 nahm durch den ansteigenden endexspiratorischen Druck etwas ab. Zwischen den beiden Klassen fanden sich nur vereinzelt Unterschiede der Werte, die vor allem τ_1 bei niedrigem $PEEP$ betrafen: Zum $ZDM1$ und $ZDM2$ war τ_1 in der $ARDS$-Klasse 2 niedriger als in der Klasse 1. In den Tabellen 5.16 - 5.17 sind die Werte der charakteristischen Zeiten aufgelistet.

Tabelle 5.16. τ_1 [sec] Median (25%-Quantile / 75%-Quantile)

ZDM	$PEEP$-Stufe	$ARDS$-Klasse 1	$ARDS$-Klasse 2	p
$ZDM1$	0	1,54 (0,73/2,32)	0,89 (0,71/1,01)	<0,05
$ZDM2$	+5	0,93 (0,74/1,52)	0,76 (0,53/0,86)	<0,05
$ZDM3$	+10	0,70 (0,59/0,82)	0,69 (0,55/0,87)	n.s.
$ZDM4$	+15	1,18 (0,79/1,29)	0,51 (0,25/0,77)	<0,01
$ZDM5$	Endeinst.	0,85 (0,60/1,53)	1,10 (0,69/1,40)	n.s.

Die Werte von p_0 waren zwischen den $ARDS$-Klassen nicht unterschiedlich und im Kompartiment 1 durchweg um 10 cmH$_2$O höher als im Kompartiment 2. Sie zeigten keine Änderung an den verschiedenen Meßzeitpunkten. Im Kompartiment 1 betrugen die Medianwerte in beiden Klassen zwischen 16,5 und 28,0 cmH$_2$O und im Kompartiment 2 zwischen 9,7 und 18,0 cmH$_2$O (Ausnahme $ZDM4$ in der $ARDS$-Klasse 2: 32,2 cmH$_2$O). Dies bedeutet, daß im Kompartiment 1 und in der $ARDS$-Klasse 1 erst gegen Ende der Inspiration die Werte der maximalen Compliance erreicht wurden, während dies im Kompartiment 2 und in der $ARDS$-Klasse 2 generell (aufgrund der signifikant höheren Beatmungsdruckwerte) bereits zu Beginn oder in der Mitte der Inspiration der Fall war.

Tabelle 5.17. τ_2[sec] Median (25%-Quantile / 75%-Quantile)

ZDM	$PEEP$-Stufe	$ARDS$-Klasse 1	$ARDS$-Klasse 2	p
$ZDM1$	0	0,31 (0,14/0,47)	0,22 (0,17/0,35)	*n.s.*
$ZDM2$	+5	0,25 (0,19/0,45)	0,17 (0,12/0,21)	*n.s.*
$ZDM3$	+10	0,18 (0,06/0,24)	0,20 (0,13/0,22)	*n.s.*
$ZDM4$	+15	0,18 (0,14/0,26)	0,23 (0,10/0,35)	*n.s.*
$ZDM5$	Endeinst.	0,29 (0,15/0,37)	0,19 (0,02/0,24)	*n.s.*

Teilweise waren die Werte von p_{02} sogar kleiner als der jeweilige $PEEP$-Wert, in Einzelfällen negativ, d.h. daß die momentane Compliance in dem jeweiligen Kompartiment während der gesamten inspiratorischen Phase abnahm.

Die Medianwerte für p_{lin} betrugen im Kompartiment 1 in beiden Klassen zwischen 11,4 und 16,5 cmH$_2$O und wiesen kein unterschiedliches Verhalten zwischen den Klassen oder Meßzeitpunkten auf. Setzt man diese Werte in Beziehung zu den Werten von p_0, so ändert sich die dynamische Compliance in der $ARDS$-Klasse 1 während der Inspiration durchweg etwa um den Faktor 2, d.h. der sog. lineare Druckbereich wird einmal durchlaufen. In der $ARDS$-Klasse 2 dagegen ist eine wesentlich größere Änderung aufgrund der höheren inspiratorischen Druckwerte festzustellen. Im zweiten Kompartiment waren die Werte im Median etwas höher als im ersten Kompartiment. Dies kompensiert in geringem Maße den in diesem Kompartiment niedrigeren Druck p_0. In den Tabellen 5.18 bis 5.21 sind die Werte von p_0 und p_{lin} aufgelistet.

Tabelle 5.18. p_{01} [cmH$_2$O] Median (25%- / 75%-Quantile)

ZDM	$PEEP$-Stufe	$ARDS$-Klasse 1	$ARDS$-Klasse 2	p
$ZDM1$	0	25,4 (22,5/29,4)	22,0 (9,9/27,1)	*n.s.*
$ZDM2$	+5	24,7 (18,3/30,1)	16,5 (-7,3/27,3)	*n.s.*
$ZDM3$	+10	26,1 (21,0/29,7)	28,0 (23,5/47,4)	*n.s.*
$ZDM4$	+15	28,0 (19,2/42,3)	19,7 (-3,3/42,6)	*n.s.*
$ZDM5$	Endeinst.	22,1 (15,8/26,2)	21,2 (11,4/26,4)	*n.s.*

Tabelle 5.19. p_{02} [cmH$_2$O] Median (25%- / 75%-Quantile)

ZDM	$PEEP$-Stufe	$ARDS$-Klasse 1	$ARDS$-Klasse 2	p
$ZDM1$	0	12,9 (10,9/27,6)	14,2 (10,6/19,7)	$n.s.$
$ZDM2$	+5	9,7 (-1,1/12,1)	15,5 (9,5/19,3)	$n.s.$
$ZDM3$	+10	11,0 (-13,2/15,2)	15,3 (11,0/16,1)	$n.s.$
$ZDM4$	+15	16,8 (13,5/20,3)	32,2 (17,2/47,1)	$n.s.$
$ZDM5$	Endeinst.	10,9 (5,4/21,0)	18,0 (11,2/42,0)	$n.s.$

Tabelle 5.20. p_{lin1} [cmH$_2$O] Median (25%- / 75%-Quantile)

ZDM	$PEEP$-Stufe	$ARDS$-Klasse 1	$ARDS$-Klasse 2	p
$ZDM1$	0	16,2 (11,7/19,6)	14,1 (12,7/23,8)	$n.s.$
$ZDM2$	+5	13,6 (10,0/16,2)	16,4 (13,5/22,9)	$n.s.$
$ZDM3$	+10	11,4 (10,0/13,8)	16,1 (13,4/24,1)	$n.s.$
$ZDM4$	+15	16,5 (10,0/20,1)	15,9 (15,0/16,8)	$n.s.$
$ZDM5$	Endeinst.	14,4 (10,3/16,8)	13,6 (10,9/35,0)	$n.s.$

Tabelle 5.21. p_{lin2} [cmH$_2$O] Median (25%- / 75%-Quantile)

ZDM	$PEEP$-Stufe	$ARDS$-Klasse 1	$ARDS$-Klasse 2	p
$ZDM1$	0	18,5 (11,9/30,6)	31,3 (22,0/60,8)	$n.s.$
$ZDM2$	+5	19,3 (13,1/32,9)	20,5 (17,2/23,5)	$n.s.$
$ZDM3$	+10	21,2 (11,0/28,5)	21,8 (20,2/29,5)	$n.s.$
$ZDM4$	+15	23,0 (10,2/73,7)	14,8 (10,0/19,6)	$n.s.$
$ZDM5$	Endeinst.	27,5 (16,0/45,8)	23,2 (10,0/68,5)	$n.s.$

6. Diskussion

Ein wichtiges Anliegen dieser Untersuchung war die Frage, inwieweit mit Hilfe von Simulationen bzw. der Anpassung eines nichtlinearen Funktionsmodells der Lunge an atemmechanische Registrierungen Informationen zur Beurteilung der therapeutischen Effekte der maschinellen Beatmung mit $PEEP$ von Patienten mit $ARDS$ gewonnen werden können. Die "Einschränkung" auf das Krankheitsbild des $ARDS$ erfolgte, weil hierbei aufgrund der morphologischen und pathophysiologischen Veränderungen des Lungengewebes die Beatmungstherapie einerseits einen hohen Stellenwert aufweist, andererseits jedoch oftmals große Schwierigkeiten bereitet. Auch über 20 Jahre nach der Erstbeschreibung des Krankheitsbildes durch Ashbaugh und Mitarbeiter [8] gibt es keine kausale Therapie des $ARDS$, nicht zuletzt weil es sich höchstwahrscheinlich um ein multifaktorielles endokrinologisch-metabolisches Geschehen handelt. Der Beatmungstherapie kommt damit zwar keine kausale Bedeutung zu, sie ist jedoch für die Patienten, deren $ARDS$ (warum auch immer) ausheilt, lebensrettend. Daher liegt die Vermutung nahe, daß jede Maßnahme, die die Beurteilung und Wahl des Beatmungsverfahrens verbessert, letztendlich auch die hohe Mortalität des Krankheitsbildes günstig beeinflussen kann.

6.1 Diskussion der Methodik

6.1.1 Wahl der Patienten und Einteilung in die $ARDS$-Klassen

Die Vergleichbarkeit von Studien an $ARDS$-Patienten wird durch die unterschiedliche Art und Weise der Definition einerseits und durch die Beurteilung des Schweregrades andererseits eingeschränkt. Dies kann exemplarisch an der Problematik der Beurteilung der Kortikosteroidtherapie beim $ARDS$ gezeigt werden: Zunächst wurde die günstige Wirkung von Methylprednisolon in der Prophylaxe eines $ARDS$ im Zusammenhang mit dem Fettemboliesyndrom nachgewiesen (Schonfeld et al. 1983, [122]); in einer anderen Untersuchung erwies sich die Therapie bei Patienten mit Sepsis als wirkungslos (Bone et al. 1987, [18]) und schließlich wiesen Weigelt und Mitarbeiter vermehrte Komplikationen durch Infektionen unter dieser Therapie nach (Weigelt et al. 1985, [141]). Die Durchführung einer prospektiven multizentrischen Studie unter kontrollierten und randomisierten Bedingungen ergab, daß hohe Dosen von Methylprednisolon keinen Effekt auf Überleben und Verlauf des *ARDS* zeigten (Bernard et al. 1987, [16]). In allen zitierten Untersuchungen wurden graduell unterschiedliche Definitionen des *ARDS* zur Patientenselektion zugrunde gelegt. Bei Anwendung eines einheitlichen Maßstabes wäre in den genannten Untersuchungen u.U. keine der beschriebenen Wirkungen nachweisbar gewesen.

Die ersten Definitionen des Krankheitskomplexes *ARDS* gehen auf die klassische Einteilung der *ARDS*-Stadien von Moore et al. [87] bzw. die modifizierte Form von Wolff et al. [146] zurück und dienen der zeitlichen Beschreibung des Krankheitsverlaufes. Sie gehen nur dann mit dem Schweregrad parallel, wenn das *ARDS* progredient verläuft. Die Beurteilung der Invasivität der maschinellen Beatmung in Zusammenhang mit einer stufenweisen Strategie, wie sie 1987 von Benzer und Koller vorgeschlagen wurde [14], kann ebenfalls nicht alle Aspekte der *ARDS*-Problematik berücksichtigen.

In dieser Arbeit wurde die von Murray und Mitarbeitern [91] vorgeschlagene Methode zur Identifikation und Klassifizierung von Patienten mit *ARDS* angewendet. Das Vorgehen entspricht einer Synopsis der typischen ätiologischen, morphologischen und pathophysiologischen Veränderungen im *ARDS* und erfolgt in drei Teilen:

1. Akute Lungenerkrankungen werden von chronischen Formen unterschieden.

2. Das Ausmaß der Schädigung des Lungenparenchyms wird anhand eines individuellen Scores beurteilt. Dieser Score umfaßt die typischen radiologischen Befunde, die Einschränkung der Oxygenierung des arteriellen Blutes, den Bedarf einer Beatmung mit *PEEP* und die Veränderungen des Lungengewebes ausgedrückt durch die Compliance des gesamten respiratorischen Systems.

3. Die mögliche Ursache der Erkrankung bzw. relevante Begleiterkrankungen (z.B. Multiorganversagen) sollten bei der Betrachtung individueller Verläufe mit angegeben werden. Bei der Durchführung vergleichender Untersuchungen, kann die Beschränkung auf bestimmte Ursachen bzw. Begleiterkrankungen sinnvoll sein, da diese Faktoren u.U. erheblichen Einfluß auf den Erfolg einer bestimmten Therapie haben können (Murray 1975, [90]).

Diese Art der Identifikation und Klassifizierung wurde nicht zuletzt durch Petty [105] begrüßt und kann als derzeit gültig angesehen werden. Die in diese Untersuchung aufgenommenen Patienten (siehe Tabelle 5.1) wiesen ausnahmslos eine akute Lungenschädigung und einen Lung-Injury-Score von mehr als 0,25 auf. Sie wurden anhand der von Murray angegebenen Score-Bereiche in die *ARDS*-Klasse 1 (leichter bis mäßiger Lungenparenchymschaden) bzw. in die *ARDS*-Klasse 2 (schwerer Schaden) eingeteilt. Bezüglich der möglichen Ursache bzw. der Begleiterkrankungen erfolgte keine gesonderte Selektion.

6.1.2 *PEEP*-Stufen bzw. Meßzeitpunkte

Seit Suter und Mitarbeiter 1975 ihr Konzept des "Best-*PEEP*" [130] publizierten, begann eine bis heute andauernde Diskussion über den Nutzen, Schaden und die optimale Höhe des *PEEP*. Obgleich die Gültigkeit der Suter' Arbeit von verschiedenen Autoren angezweifelt bzw. widerlegt wurde (Falke 1980, [40]; Hudson et al. 1977, [63]; Myers et al. 1987, [92]; Dobb 1988, [32]), gibt es bislang zur Beatmung mit *PEEP* bei *ARDS*-Patienten keine Alternative.

Neben *PEEP* könnten die inspiratorische Sauerstoffkonzentration und das Atemzeitverhältnis zur Verbesserung der arteriellen Oxygenation variiert werden. Die Toxizität von Sauerstoff tritt jedoch sicher auf, wenn die inspiratorische Konzentration Werte von 50-60% überschreitet und limitiert Variationen dieses Parameters. Die Wahl eines Atemzeitverhältnisses von größer als 1:1 (Inversed Ratio Ventilation = IRV) kann die Oxygenation verbessern. Es spricht viel für die Annahme, daß dies durch die bessere Verteilung des Atemgasstromes aufgrund der verlängerten Inspirationszeit erreicht wird (Geiger und Wolff 1973, [50]). Nachteilig ist die kurze Ausatemzeit, die dazu führt, daß am Ende der Exspiration noch eine gewisse Strömung aus der Lunge zu beobachten ist; für den hieraus resultierenden positiven Druck im Inneren der Lunge wurde der Ausdruck "Auto-*PEEP*" vorgeschlagen, womit angedeutet ist, daß der Wirkmechanismus von IRV mit dem von *PEEP* zumindest teilweise übereinstimmt.

Es erschien daher sinnvoll, zur Beurteilung der atemmechanischen Parameter den *PEEP* für die Untersuchungen zu variieren. Dieses Vorgehen schaffte nicht zuletzt die Voraussetzung, die Ergebnisse dieser Arbeit mit den bekannten Angaben in der Literatur zu vergleichen. Gleichzeitig schied eine Variation der anderen Parameter aus, um die Untersuchungen nicht durch eine zu große Zahl von Variablen in ihrer Aussagekraft einzuschränken. Vergleichbare Überlegungen wurden u.a. auch von Brunner und Wolff [19] angestellt.

Aus folgenden Gründen wurde auf die Anwendung eines *PEEP* von mehr als 15-17 cmH$_2$O verzichtet: In den meisten Arbeiten wird trotz unterschiedlicher Kriterien der optimale *PEEP*-Wert zwischen 0 und 15 cmH$_2$O angegeben (Suter et al. 1975, [130]; Gallagher et al. 1978, [49]). Ferner weisen verschiedene Berichte auf die rasch ansteigende Frequenz von Barotraumen hin, wenn *PEEP* Werte von 20 cmH$_2$O überschritten werden (Cullen und Caldera 1979, [29]; Dreyfuss et al. 1985, [35]; Kirby et al. 1975, [71]; Kirby 1979, [70]; Kumar et al. 1970, [72]).

Die Untersuchungen an den einzelnen Meßzeitpunkten (*ZDM*1 - *ZDM*5) erfolgten jeweils 20 Minuten nach Änderung der Einstellung des endexspiratorischen Druckes am Beatmungsgerät. Die Zeitspanne, in der Gasaustausch und Hämodynamik nach Änderungen des *PEEP* ein neues stabiles Niveau erreichen, werden von Katz und Mitarbeitern [69] oder Rose und Mitarbeitern [117] mit Sekunden, von anderen etwas länger im Minutenbereich (Davison et al. 1978, [30]; Perschau et al. 1979, [102]) angegeben. Nach 20 Minuten waren daher in jedem Fall stabile Verhältnisse anzunehmen.

6.1.3 Messung der Hämodynamik und des pulmonalen Gasaustausches

Die Druckwerte im großen und kleinen Kreislauf wurden dem Stand der Technik entsprechend mit elektrischen Druckwandlern registriert. Auf korrekten Frequenzgang der Meßsysteme (Rechtecktest), artefaktfreie Druckkurven und endexspiratorische Bestimmung der Druckwerte wurde entsprechend der Empfehlungen von Mendler [83] geachtet. Die Interpretation der Druck- und Widerstandswerte unterliegt somit keinen relevanten meßtechnisch bedingten Einschränkungen.

Die Messung des Herzzeitvolumens erfolgte mittels Thermodilution. Die Injektionen wurden jeweils endinspiratorisch begonnen und von demselben Untersucher während einer Meßserie durchgeführt. Die Messungen an den verschiedenen Meßzeitpunkten erfolgten als Dreifachmessung mit konsekutiver Mittelung der erhaltenen Werte. Nach Nordbeck und Mitarbeitern [94] und Mittmann [85] beträgt der Fehler von Messung zu Messung bei diesem Vorgehen sicher weniger als 5%. Die absolute Genauigkeit des so ermittelten Herzzeitvolumens kann einem größeren Fehler unterliegen. Snyder und Powner zeigten 1982, daß die Herzzeitvolumenmessung mittels Thermodilution durch die Wahl des Startpunktes innerhalb des Beatmungszyklus um bis zu 20% vom tatsächlichen Wert abweichen kann [127]. Sie empfahlen daher mehrfache Messungen in regelmäßigen Abschnitten des Beatmungszyklus durchzuführen und diese Ergebnisse zu mitteln. In der Klinik ist dieses Vorgehen bis heute nicht realisierbar, da geeignete automatische Pumpen zur exakten Injektion des Indikators (zu im zeitlichen Ablauf des Beatmungszyklus definierten Startpunkten) noch nicht zur Verfügung stehen. Daher wurde zu Beginn der Exspiration gemessen, demjenigen Punkt, an dem die von Snyder und Powner ermittelte Kurve sich am ehesten mit dem tatsächlichen Wert deckt. Dieses Vorgehen wird auch durch die Befunde von Jansen und Versprille gestützt [65].

Bezüglich der Gewinnung, Aufbewahrung und Durchführung der Blutgasanalysen sei auf die Beschreibung der Methodik verwiesen. Bei der Bestimmung des Sauerstoffgehaltes aus dem Sauerstoffpartialdruck unter Anwendung von Standardnomogrammen bzw. Sauerstoffbindungskurven und der Hämoglobinkonzentration können gewisse Unsicherheiten nicht vermieden werden (Zander 1988, [148]), die besonders bei grenzwertigen Befunden berücksichtigt werden müssen. In der vorliegenden Arbeit wurden (von wenigen Ausnahmen in der *ARDS*-Klasse 2 zum *ZDM*1 (*PEEP* 0 cmH$_2$O) abgesehen) weder beim arteriellen Gehalt noch beim Index des Sauerstoffangebotes kritisch niedrige Werte bestimmt. Die Ursache hierfür ist bei den untersuchten Patienten vor allem in einer ausreichend hohen Hämoglobinkonzentration zu sehen. Ferner wirkten sich mögliche Störungen (z.B. das Vorhandensein von Hb-Derivaten) während einer Meßserie auf die Daten an allen Meßzeitpunkten gleichermaßen aus, so daß ein solcher Fehler nicht systematisch in Erscheinung treten konnte.

6.1.4 Atemmechanische Registrierungen

Die Registrierung der Atemmechanik des beatmeten Patienten kann in der Praxis nur durch die Messung von Druck und Strömung erfolgen. Die in der Pulmonologie übliche Anwendung eines Plethysmografen wurde bei Beatmungspatienten im Rahmen wissenschaftlicher Untersuchungen gelegentlich durchgeführt, kann jedoch aus naheliegenden Gründen nicht an die Gegebenheiten des klinischen Alltags adaptiert werden.

Die Druckmessung in den Atemwegen ist mit Hilfe von elektrischen Druckwandlern heute problemlos und genau möglich. Der im Rahmen dieser Arbeit verwendete Transducer wurde vor jeder Meßserie mit einem Eichdruckgeber (25 cmH$_2$O) zweipunktkalibriert und lieferte reproduzierbare Ergebnisse bis 100 cmH$_2$O mit einem maximalen Fehler von 0,1 cmH$_2$O. Die Auflösung des Analog-Digital-Wandlers war noch um den Faktor 4 höher, so daß durch die Signalverarbeitung kein weiterer Fehler bei den Druckwerten entstehen konnte. Die Verbindung zwischen dem Meßort am Endotrachealtubus und dem Drucktransducer erfolgte durch starrwandige englumige Kunststoffschläuche. Die Zeitkonstante dieses Systems beträgt weniger als 10 msec. Die Verarbeitung der Daten erfolgte mit einer Rasterzeit von genau 10 msec. Nach dem Abtasttheorem beträgt die höchste hierdurch zu registrierende Frequenz 50 Hz, so daß eine Filterung des Analogsignals mit einem Tiefpaßfilter (50 Hz Grenzfrequenz) benutzt wurde, um Abtastfehler zu vermeiden.

Als Referenzdruck wurde der atmosphärische Druck verwendet. Hieraus folgt, daß die aus den atemmechanischen Registrierungen abgeleiteten Größen sich stets auf das gesamte respiratorische System beziehen, also die elastischen und viskösen Eigenschaften von Thoraxwand, Zwerchfell und indirekt auch des Abdomens zusätzlich mit einbeziehen. Dieses Vorgehen wird nicht von allen Autoren geteilt, die der Bestimmung des transpulmonalen Druckes einen hohen Stellenwert einräumen: Die Arbeitsgruppe von Wolff beschäftigte sich mit der Referenzdruckmessung im mittleren Abschnitt des Ösophagus, um den transpulmonalen Druck zu bestimmen (Wolff 1977, [145]). Vergleiche mit dem durch Ballonsonden intrapleural gemessenen Druck waren jedoch nicht befriedigend, so daß diese Befunde vorsichtig interpretiert werden müssen (Brunner und Wolff 1988, [19]). Darüberhinaus bedeutet eine Referenzdruckmessung im Ösophagus eine potentielle Fehlerquelle (z.B. akzidentelle intragastrale Lage der Drucksonde), so daß sich in der Praxis eher der Verzicht auf diese Maßnahme durchgesetzt hat (Falke et al. 1972, [41]; Suter 1985, [129]).

Im Sinne des hier verwendeten Zweikompartimentmodells stellt der Verzicht auf die Bestimmung des transpulmonalen Druckes eine gewisse Einschränkung dar, da die Compliance des Thoraxsystems Unterschiede innerhalb der Lungenkompartimente überdecken könnte. Bei den Messungen wurden die Patienten aus diesem Grund relaxiert, um den Einfluß des Thoraxsystems so gering wie möglich zu gestalten. Shapiro und Mitarbeiter gehen ebenfalls davon aus, daß die Compliance des Thoraxsystems bei relaxierten oder tief komatösen Patienten relativ konstant ist und sich nicht in Abhängigkeit des $PEEP$-Wertes ändert (Shapiro et al. 1984, [123]). Auch aufgrund der Ergebnisse der Modellanpassung scheint dieser Effekt von untergeordneter Bedeutung zu sein, da bei der überwiegenden Zahl der Untersuchungen zwei Kompartimente mit sehr unterschiedlichen Eigenschaften gefunden wurden.

Im Gegensatz zur Druckregistrierung bereitet die exakte Messung der Atemgasströmung erhebliche technische und methodische Probleme. Zur Strömungsmessung mit dem von Fleisch vor mehr als 60 Jahren vorgestellten Pneumotachografen (Fleisch 1925, [43]) gibt es trotz einiger Neuentwicklungen keine Alternative bezüglich der erreichbaren Genauigkeit und Linearität. Nachteilig ist, daß einerseits die Gasviskosität die Ergebnisse direkt beeinflußt, andererseits die Pneumotachografen durch die Ablagerung von Feuchtigkeit und/oder Sekret in ihren Eigenschaften verändert werden und sich somit nicht für die Langzeitanwendung am Patienten eignen. Das letztere Problem wurde dadurch vermieden, daß der Pneumotachograf nur für die unmittelbare Zeit der Registrierungen in den Atemgasstrom eingebracht wurde.

Die Einflüsse der Gasviskosität können mittels geeigneter Formeln rechnerisch korrigiert werden, wenn die genaue Zusammensetzung des Gasgemisches bekannt ist. Eine vollständige Aufstellung aller Korrekturfaktoren findet sich u.a. bei Brunner und Wolff [19]. Bei der Anwendung am beatmeten Patienten ergibt sich die Schwierigkeit, daß die Zusammensetzung des Gasgemisches in der Inspiration und Exspiration unterschiedlich und während dieser beiden Phasen nicht konstant ist. Somit ist eine vollständige Korrektur kaum möglich. In der vorliegenden Arbeit wurden daher nur die von Grenvik et al. und Wawersik vorgeschlagenen Korrekturfaktoren angewendet (siehe 4.5) (Grenvik et al. 1966, [54], [55]; Wawersik 1965, [138]) und der resultierende Restfehler (ca. 2%) in Kauf genommen.

In der Praxis können die Druck- und Flußsignale nicht frei von Artefakten bzw. Störungen registriert werden. Wassertropfen in den Schläuchen und Atemwegen erzeugen kleine Schwankungen der Signale. Die analoge Filterung der Signale zur Unterdrückung dieser Artefakte führt zu einer Verfälschung der Amplituden und zu unerwünschten Phasenverschiebungen. Erschwerend kommt hinzu, daß sich die Frequenzbereiche des Stör- und Nutzsignals überlappen, so daß auch eine digitale Filterung unbefriedigende Ergebnisse aufweist. Aus diesem Grund wurde in einer Voruntersuchung zunächst ein einfaches mathematisches Modell in Form eines Polynoms dritten Grades an die gemessene inspiratorische Druck-Volumenkurve angepaßt (Quirin 1989, [113]; Heinrichs et al. 1988, 57). Dieses Polynom lieferte bei den jetzigen Untersuchungen wertvolle Informationen über die Einstellung des *PEEP*-Wertes am Ende einer jeden Meßserie.

Ein gewisses methodisches Problem ergab sich durch die Aufgabe, aus den kontinuierlich registrierten Druck- und Flußsignalen die verschiedenen Atemphasen exakt zu isolieren. In verschiedenen Arbeiten wurden zu diesem Zweck die Nulldurchgänge des Flußsignals verwendet (Dennis et al. 1969, [31]; Levis et al. 1966, [76]; Shinosaki und Abajjan 1965, [124]; Wald et al. 1969, [137]; Wilson 1976, [144]). Aufgrund der erwähnten Störungen durch Wassertropfen oder Schwingungen der Atemgase in den Schläuchen liefert dieses Vorgehen jedoch nicht unbedingt exakte Werte. Diese sind aber für die weitere Modellanpassung unerläßlich. Aus diesem Grund wurde das Verfahren der Nulldurchgangssuche in dieser Arbeit durch eine rekursive Analyse des Flußsignals verfeinert. Eine andere Möglichkeit haben Brunner und Mitarbeiter vorgeschlagen [20], die die Kombination des Flußsignals mit dem Kapnogramm benutzen. Dieses Verfahren eignet sich auch für die Detektion der Atemphasen unter Spontanatmung, ist jedoch wesentlich aufwendiger, da zusätzlich zur Flußmessung ein schnell ansprechender CO_2-Detektor benötigt wird. In der vorliegenden Arbeit gelang die Identifikation der Atemphasen auch ohne Berücksichtigung des CO_2-Signals in den meisten Fällen auf 10-20 msec genau. Eine Ausnahme ergab sich nur durch ein etwaiges Ansprechen der Überdruckbegrenzung der Beatmungsgeräte.

6.2 Diskussion der Ergebnisse

6.2.1 Hämodynamik und pulmonaler Gasaustausch

Eine Reduktion des Herzzeitvolumens unter Beatmung mit intermittierendem bzw. kontinuierlichem positivem Druck wurde bereits von Barach et al. 1946 nachgewiesen [13]. Zwei Jahre später identifizierten Cournand et al. [27] den verminderten Füllungsdruck des rechten Ventrikels als Ursache dieser Kreislaufreaktion unter Überdruckbeatmung. Dieser Effekt tritt innerhalb weniger Atemzüge nach Applikation von *PEEP* auf (Perschau et al. 1979, [103]) und ist durch eine therapeutische Erhöhung des intravasalen Blutvolumens zu kompensieren (Qvist et al. 1975, [112]). Unter *PEEP*-Beatmung wird die Funktion des rechten Ventrikels sowohl durch Erhöhung der Nachlast infolge einer Zunahme des pulmonal-vaskulären Widerstandes als auch durch eine Verschiebung des Ventrikelseptums mit Einengung des rechten Ventrikels beeinträchtigt (Scharff et al. 1977, [121]; Jardin et al. 1981, [66]). Bei *ARDS*-Patienten werden diese Einflüsse des *PEEP* von den pathophysiologischen Veränderungen der pulmonalen Strombahn verstärkt bzw. überdeckt. Aufgrund der Störungen der Mikrozirkulation kommt es zu einer deutlichen Zunahme des pulmonalvaskulären Gefäßwiderstandes im *ARDS* und hierdurch zu einer Erhöhung des pulmonal-arteriellen Druckes. Der linke Ventrikel ist von diesen Veränderungen erst bei sehr schwerem Verlauf oder bei Anwendung von *PEEP*-Werten über 20 cmH$_2$O betroffen, so daß eine Therapie mit positiv inotropen Pharmaka erforderlich wird (Downs et al. 1973, [34]; Gallagher und Civetta 1980, [48]).
Die in dieser Arbeit erhobenen hämodynamischen Werte zeigen typische Befunde für das Krankheitsbild des *ARDS*. Der Index des pulmonalvaskulären Gefäßwiderstandes war in beiden *ARDS*-Klassen gegenüber der Norm erhöht. Der Schweregrad des Krankheitsbildes findet seinen Ausdruck u.a. in nahezu doppelt so hohen Werten des *PVRI* in der *ARDS*-Klasse 2 gegenüber der *ARDS*-Klasse 1. Folglich war auch der mittlere pulmonal-arterielle Druck in der Klasse 2 wesentlich höher als in der Klasse 1. Diese Veränderungen waren so ausgeprägt, daß eine Beeinflussung der Hämodynamik in der pulmona-

len Strombahn durch die unterschiedliche Höhe des $PEEP$-Wertes nicht nachgewiesen werden konnte. Auch die Tatsache, daß sich der Cardiac Index, der pulmonal-kapilläre Verschlußdruck und der mittlere arterielle Druck durch die unterschiedlichen $PEEP$-Werte an den einzelnen Meßzeitpunkten nicht unterschieden, steht nicht im Widerspruch zu den in der Literatur beschriebenen $PEEP$-Wirkungen. Es ist vielmehr Ausdruck der Tatsache, daß die untersuchten Patienten sehr sorgfältig in ihrem Flüssigkeitshaushalt überwacht und korrigiert wurden. Ferner wurden durch die Beschränkung auf $PEEP$-Werte unter 20 cmH$_2$O extreme Belastungen des Kreislaufs von vorn herein vermieden. Der Schweregrad und der Charakter des Krankheitsbildes in den beiden $ARDS$-Klassen spiegeln sich in dem Verhalten des Index des peripheren Gefäßwiderstandes wider: In der $ARDS$-Klasse 2 waren die Werte des $TPRI$ niedriger als in der Klasse 1 und obwohl der Cardiac Index in der Klasse 2 etwas höher war, fanden sich hier niedrigere Werte des mittleren arteriellen Druckes. Ursächlich spricht dies für eine ausgeprägtere Wirkung von vasodilatierenden Mediatoren bei den Patienten, die ein schweres $ARDS$ aufwiesen. Diese Befunde passen gut in das pathophysiologische Bild des $ARDS$ und zeigen ferner, daß die vorgenommene Einteilung der Patienten in die beiden $ARDS$-Klassen auch in Parametern ihre Bestätigung findet, die nicht zur Klassifizierung herangezogen wurden.

Die Veränderungen des Gasaustausches im $ARDS$ werden entscheidend durch das Auftreten eines intrapulmonalen Rechts-Links Shunt-Flusses verursacht. Das typische klinische Resultat dieser erhöhten Shuntperfusion besteht in einer Hypoxie, die durch Erhöhung der inspiratorischen Sauerstoffkonzentration kaum beeinflußt werden kann (Wolff 1977, [145]). Das pulmonale Shuntvolumen war bei allen Patienten deutlich erhöht und zeigte in der $ARDS$-Klasse 2 mit etwa doppelt so hohen Werten im Vergleich mit der Klasse 1 erneut den Schweregrad der Erkrankung der untersuchten Patienten an. Parallel hierzu war der arterielle Sauerstoffpartialdruck in der $ARDS$-Klasse 2 deutlich erniedrigt und wies zu den $ZDM1$ und $ZDM2$ ($PEEP$-Stufe 0 bzw. 5 cmH$_2$O) grenzwertig niedrige Werte auf.

Die Wirkung von $PEEP$ auf das veno-arterielle pulmonale Shuntvolumen und die Oxygenierung bei $ARDS$-Patienten war Ziel zahlreicher Studien. Die bekannten Befunde werden durch die vorliegenden Daten erneut bestätigt. Durch die Anwendung von $PEEP$ kam es in beiden $ARDS$-Klassen zu einer deutlichen Abnahme des veno-arteriellen pulmonalen Shuntvolumens und zu einer Zunahme des arteriellen Sauerstoffpartialdruckes. Die hiervon abgeleiteten Größen (Oxygenierungsindex, Alveolo-arterielle Sauerstoffdruckdifferenz) verhielten sich entsprechend und zeigten den unterschiedlichen Schweregrad der Erkrankung in den beiden $ARDS$-Klassen an.

Trotz der Differenzen des arteriellen Sauerstoffpartialdruckes wiesen die Werte der arteriellen Sauerstoffsättigung in der $ARDS$-Klasse 1 kein unterschiedliches Verhalten an den einzelnen Meßzeitpunkten auf. Die Ursache hierfür ist in der Tatsache zu sehen, daß der arterielle Sauerstoffpartialdruck in dieser Klasse an allen Meßzeitpunkten noch so hoch war, daß er sich im oberen flachen Teil der

Sauerstoffbindungskurve bewegte. Folgerichtig wiesen in dieser Klasse auch die Werte des arteriellen Sauerstoffgehaltes und des Index des Sauerstoffangebotes (CI nicht unterschiedlich an den verschiedenen ZDM) keine Abhängigkeit von der Höhe des endexspiratorischen Druckes auf.

In der $ARDS$-Klasse 2 wurden - besonders zum $ZDM1$ und $ZDM2$ ($PEEP$ 0 bzw. 5 cmH$_2$O) - grenzwertig niedrige arterielle Sauerstoffpartialdruckwerte beobachtet. Hieraus ergab sich zum $ZDM1$ eine mittlere Sättigung von nur 75,9%. Die arterielle Sauerstoffsättigung stieg bis zur $PEEP$-Stufe von 15 cmH$_2$O auf 87,4% im Mittel an. Der arterielle Sauerstoffgehalt war zum $ZDM1$ kleiner als an den anderen Meßzeitpunkten. Der Index des Sauerstoffangebotes wies jedoch kein unterschiedliches Verhalten an den einzelnen Meßzeitpunkten und im Vergleich mit den Werten der $ARDS$-Klasse 1 auf. Aus diesen Daten wird deutlich, daß im schweren $ARDS$ bis zu einem $PEEP$ von 15 cmH$_2$O die Versorgung des Organismus mit Sauerstoff kaum durch die Höhe des $PEEP$ beeinflußt werden kann. Dieses Verhalten ist auch am gemischtvenösen Sauerstoffpartialdruck als indirektem Parameter der Gewebeoxygenierung erkennbar. Eine Beeinflussung des Sauerstoffangebotes durch $PEEP$ war bei dem untersuchten Patientengut auch nicht erforderlich, da die Werte selbst in der $PEEP$-Stufe 0 cmH$_2$O nicht pathologisch erniedrigt waren.

Das - mittlerweile klassische - Konzept des "Best-$PEEP$" von Suter et al. [130] beruhte auf der Beobachtung, daß bei 15 $ARDS$-Patienten mit stufenweise steigendem $PEEP$ das Sauerstoffangebot ebenfalls anstieg, einen maximalen Wert erreichte und bei weiter steigenden $PEEP$-Werten aufgrund einer Abnahme des Herzzeitvolumens ebenfalls wieder geringer wurde. Zu Suter's Arbeit sind folgende kritische Anmerkungen zu machen:

- Die $PEEP$-Werte, an denen das "optimale" Verhalten bei den verschiedenen Patienten beobachtet wurde, bewegten sich zwischen 0 und 15 cmH$_2$O. Nur 4 der 15 Patienten wiesen überhaupt größere Änderungen des Sauerstoffangebotes auf, wovon 3 hohe Werte von über 1200 ml/min hatten.

- Das Herzzeitvolumen zeigte bei steigendem $PEEP$ einen deutlichen Abfall. Möglicherweise wiesen die Patienten einen gewissen Volumenmangel auf im Gegensatz zu den im Rahmen der vorgelegten Arbeit untersuchten, bei denen sich das Herzzeitvolumen nicht änderte.

- Insgesamt waren die Unterschiede des Sauerstoffangebotes so gering, daß die beschriebene statistische Signifikanz nur durch den "Kunstgriff" zustande kam, daß Suter alle Berechnungen relativ auf denjenigen $PEEP$-Wert bezog, bei dem der individuelle Patient den größten Wert des Sauerstoffangebotes aufwies.

Die Befunde Suter's wurden von anderen Autoren sowohl bestätigt als auch in Frage gestellt (Downs et al. 1973, [34]; Kirby et al. 1975, [71]; Gallagher und Civetta 1980, [48]; Falke 1980, [40]). Bei den meisten Untersuchungen wurde zwar ein nach Suter's Kriterien "optimaler" $PEEP$-Wert gefunden, die Relevanz konnte jedoch nicht immer aufgezeigt werden. Dies galt besonders in den

Fällen, wo sehr hohe $PEEP$-Werte bis 60 cmH$_2$O erforderlich waren, um den optimalen Wert zu erreichen. Bei diesen hohen $PEEP$-Werten wurden signifkant höhere Komplikationsraten durch die Traumatisierung des Lungengewebes nachgewiesen (Cullen und Caldera 1979, [29]; Kirby 1979, [70]).

Aufgrund der hier vorgelegten Daten der Hämodynamik und des Gasaustausches werden die Kriterien neuerer Studien und Überlegungen unterstützt, die für die Beatmungstherapie von $ARDS$-Patienten nur einen minimalen $PEEP$ empfehlen, der so hoch ist, daß bei einer inspiratorischen Sauerstoffkonzentration von bis zu 60% der arterielle Sauerstoffpartialdruck über 60 mmHg beträgt (Albert 1985, [1]; Carroll et al. 1988, [23]; Shapiro et al. 1984, [123]). Dies ist gerade deswegen vertretbar, weil das Sauerstoffangebot in allen Fällen ausreichend hoch war. Übertragen auf die untersuchten Patienten bedeutet das, daß in der $ARDS$-Klasse 1 im Mittel ein $PEEP$ von 0 cmH$_2$O erforderlich gewesen wäre, in der $ARDS$-Klasse 2 ein Wert von 10 cmH$_2$O. Daraus folgt, daß für die Wahl der $PEEP$-Höhe andere Kriterien als das des Sauerstoff-angebotes verwendet werden können. Damit besteht die Möglichkeit, die Beatmung so festzulegen, daß die Lunge durch die intrapulmonalen Drucke so wenig wie möglich mechanisch gedehnt wird, das Trauma durch die Beatmung also geringer ausfällt.

6.2.2 Die Parameter der Atemmechanik

Die Reduktion der Compliance des respiratorischen Systems ist neben den Störungen der Oxygenierung ein charakteristischer Befund beim $ARDS$ (Shapiro et al. 1984, [123]). Aus diesem Grund wurde der quasistatischen Compliance stets eine hohe Bedeutung bei der Charakterisierung des Krankheitsbildes zuteil; in dem Lung Injury Score nach Murray und Mitarbeitern stellt sie eines von vier Bewertungskriterien dar (Murray et al. 1988, [91]). Erwartungsgemäß wurden daher in dieser Arbeit erniedrigte Werte der quasistatischen Compliance bei allen Patienten nachgewiesen, die Werte waren in der $ARDS$-Klasse 2 deutlich niedriger als in der Klasse 1.

Bei den Untersuchungen von Suter und Mitarbeitern [130] wies die quasistatische Compliance ihren maximalen Wert bei dem gleichen $PEEP$-Wert auf, bei dem auch das Sauerstoffangebot maximal war. Die Bewertung der quasistatischen Compliance zur Einstellung des optimalen $PEEP$-Wertes hätte nicht zuletzt den Vorteil, daß dieser Parameter relativ einfach und vor allem nicht invasiv ermittelt werden kann. Leider konnten diese Ergebnisse in der Folgezeit nicht bestätigt werden (Falke 1980, [40]; Hudson et al. 1977, [63]; Myers et al. 1987, [92]).

In der vorliegenden Arbeit änderte sich die quasistatische Compliance in der $ARDS$-Klasse 1 nicht bei den verschiedenen $PEEP$-Stufen bis 15 cmH$_2$O. Übertragen auf die statische Druck-Volumenbeziehung bedeutet das, daß der Startpunkt des Atemzyklus durch die unterschiedliche $PEEP$-Höhe an den einzelnen Meßzeitpunkten innerhalb eines weitgehend linearen Anteils der Dehnungskurve des respiratorischen Systems verschoben wurde. Hieraus folgt, daß bei diesen Patienten der beobachtete Anstieg des arteriellen Sauerstoffpartialdruckwertes nicht durch Rekrutierung zuvor verschlossener Alveolarbezirke zustande gekommen ist, sondern daß andere $PEEP$-Effekte wie z.B. die Vergrößerung der aktiven Gasaustauschfläche sowie regionale Verbesserung des Ventilations- / Perfusionsverhältnisses ursächlich hierfür in Frage kommen (Annest et al. 1980, [5]; Venus et al. 1980, [135]).

In der $ARDS$-Klasse 2 war dagegen die quasistatische Compliance in den $PEEP$-Stufen +10 und +15 cmH_2O signifikant höher als in den beiden niedrigeren Stufen (0 bzw. +5 cmH_2O). Dies kann nur so interpretiert werden, daß bei diesen Patienten durch die Anwendung eines $PEEP$ von 10 cmH_2O und mehr verschlossene Alveolarbezirke geöffnet wurden. So kann die eindeutige Verbesserung des arteriellen Sauerstoffpartialdruckwertes bei diesen Meßzeitpunkten erklärt werden. Diese Beobachtung bestätigt erneut, daß im schweren $ARDS$ die günstige Wirkung von $PEEP$ in der Rekrutierung verschlossener Areale zu suchen ist (McIntyre et al. 1969, [82]; Kumar et al. 1970, [72]; Tyler und Cheney 1979, [133]; Shapiro et al. 1984, [123]) und durch die stufenweise Variation des $PEEP$ mit Hilfe der quasistatischen Compliance nachgewiesen werden kann.

Die dynamische Compliance zeigte ein Verhalten, welches zu dem der quasistatischen Compliance weitgehend parallel verlief. Aufgrund der Berechnungsweise unterscheidet sich die dynamische Compliance von der quasistatischen durch den Unterschied zwischen dem inspiratorischen Spitzendruck und dem Pausendruck. Dieser Druckunterschied wird durch 2 Teilkomponenten, nämlich den Druckabfall der inspiratorischen Gasströmung am Gesamtwiderstand der Atemwege einerseits und durch mögliche Ausgleichsphänomene in der Lunge andererseits bestimmt. Bei der Untersuchung verschiedener $PEEP$-Stufen ist die erste Teilkomponente in erster Näherung konstant. Ein unterschiedliches Verhalten der dynamischen und der quasistatischen Compliance kann daher nur beobachtet werden, wenn innerhalb der Lunge von einer $PEEP$-Stufe zur nächsten die Ausgleichsphänomene erheblich zu- oder abnehmen, so daß sich der Druckabfall in der Pausenphase ebenfalls erheblich ändert. Eine solche Beobachtung konnte jedoch weder in der Literatur noch bei den eigenen Untersuchungen gemacht werden. Aus diesem Grund liefert die dynamische Compliance kaum Befunde, die über die Bewertung der quasistatischen hinausgehen.

Während die quasistatische Compliance eine den gesamten Atemzyklus betreffende Durchschnittsgröße ist, sind aus der Untersuchung der differentiellen dynamischen Compliance als Ableitung des inspiratorischen Teils der Druck-Volumenkurve nach dem Druck detailliertere Informationen über das Verhalten der Compliance während der Inspirationsphase zu erhalten. Dies gilt besonders für die differentielle dynamische Compliance zu Beginn (Cd_anf) und am Ende (Cd_end) der Inspiration, da nach eigenen Untersuchungen zu Beginn evtl. auftretende Öffnungsphänomene und am Ende evtl. vorhandenr Überdehnungsphänomene angezeigt werden (Quirin 1989, [113]; Heinrichs et al. 1988, [57]). Die maximalen Werte der differentiellen dynamischen Compliance (Cd_max) entsprachen weitgehend denjenigen der quasistatischen.

In der $ARDS$-Klasse 1 stieg Cd_anf zwischen der $PEEP$-Stufe 0 und der $PEEP$-Stufe +5 an, während Cd_end abnahm. Bei den weiteren $PEEP$-Stufen änderten sich die beiden Werte nur noch wenig. Hieraus folgt, daß in der *ARDS*-Klasse 1 eine Beatmung ohne *PEEP* zu Beginn der Inspiration Eröffnungphänomene zeigte, während am Ende der Inspiration die Compliance noch sehr hoch war. Die Beatmung mit einem *PEEP* von 5 cmH$_2$O führte zu einem um den Wendepunkt symmetrischen Verhalten der differentiellen dynamischen Compliance in der Inspirationsphase. Da die Parameter der Hämodynamik und des Gasaustausches wie beschrieben sowohl bei Beatmung ohne *PEEP* als auch bei Beatmung mit einem *PEEP*-Wert von 5 cmH$_2$O die Minimalbedingungen erfüllten, wurde für die Endeinstellung in der Klasse 1 ein *PEEP*-Wert von 5 cmH$_2$O festgesetzt. Dieser Wert konnte nur aus der Analyse der differentiellen dynamischen Compliance hergeleitet werden und findet seine Bestätigung in den günstigen Parametern zum *ZDM*5 in dieser Klasse.

In der *ARDS*-Klasse 2 ergab sich bereits aus der Beurteilung der quasistatischen Compliance in Verbindung mit den Parametern des pulmonalen Gasaustausches ein günstiger *PEEP*-Wert von 10 bzw. 15 cmH$_2$O (s.o.). Dies wird durch die Beurteilung der differentiellen dynamischen Compliance bestätigt: Cd_{anf} und Cd_{end} stiegen zwischen der *PEEP*-Stufe +5 und +10 deutlich an und änderten sich danach zur *PEEP*-Stufe +15 nicht mehr signifikant. Da wiederum bei einem *PEEP* von 10 cmH$_2$O die Minimalbedingungen an den Gasaustausch erfüllt waren, konnte anhand der differentiellen dynamischen Compliance ein *PEEP*-Wert für die Endeinstellung von 10 cmH$_2$O festgelegt werden.

Die Betrachtung der differentiellen dynamischen Compliance (besonders Cd_{anf} und Cd_{end}) war somit insgesamt der Beurteilung der quasistatischen (bzw. dynamischen) Compliance überlegen, da mit Hilfe dieser Parameter in beiden *ARDS*-Klassen ein günstiger *PEEP*-Wert festgelegt werden konnte. Dieses Vorgehen wird durch die Parameter der Hämodynamik und des Gasaustausches zum *ZDM*5 bestätigt und weist ferner den Vorteil auf, daß die Werte mit dem beschriebenen Verfahren automatisch von Atemzug zu Atemzug berechnet werden können.

6.3 Diskussion des nichtlinearen Zweikompartimentmodells

6.3.1 Anforderungen an das Modell

Das in dieser Arbeit vorgestellte nichtlineare Zweikompartimentmodell der Lunge stellt das dynamische Verhalten der Lunge während maschineller Beatmung dar. Ein Bezug zu anatomischen Gegebenheiten kann hieraus nicht abgeleitet werden. Besonders können die beiden Kompartimente nicht anatomischen Strukturen (z.B. rechte und linke Lunge bzw. einzelne Lungenlappen) zugeordnet werden. Sie beschreiben vielmehr die mechanische Funktion der Lunge unter der Dynamik der maschinellen Beatmung. Es wurde bereits erwähnt, daß die Compliance in Abhängigkeit des Druckes durch eine nichtlineare Funktion beschrieben werden muß. Ferner besteht kein Zweifel, daß eine homogene Lungenfunktion bei Patienten mit akuter respiratorischer Insuffizienz nicht gegeben ist. Man kann auch aus der Beobachtung von Patientendaten (Beatmungsdruckverlauf in der inspiratorischen Pause) ableiten, daß während der Beatmung Ausgleichsvorgänge in der Lunge stattfinden müssen, die die Begründung für unterschiedliches Verhalten in den einzelnen Kompartimenten geben.

Im einzelnen wurden daher die folgenden Anforderungen an das nichtlineare Zweikompartimentmodell gestellt:

1. Der funktionelle Zusammenhang zwischen mechanischen Eigenschaften der beatmeten Lunge und den hierbei zu registrierenden Meßgrößen (der Verlauf des Druckes über der Zeit bzw. die Form der Druck-Volumenkurve) sollte möglichst genau wiedergegeben werden. Hierfür war es notwendig, das respiratorische System als passives Organ während der Beatmung zu betrachten, ohne aktive Atembewegungen zu berücksichtigen.

2. Das Modell sollte die wesentlichen mechanischen Eigenschaften der Lunge unter besonderer Berücksichtigung der Lungenveränderungen im *ARDS* darstellen. Diese sind ein nichtlineares Verhalten der Compliance und die Tatsache, daß funktionelle Kompartimente mit unterschiedlichen Eigenschaften nebeneinander in der *ARDS*-Lunge vorhanden sind. Ferner werden diese Parameter durch die Höhe des intrapulmonalen Druckes beeinflußt.

3. Das Modell sollte die Beurteilung der Beatmung aus atemmechanischer Sicht erlauben. Hierzu muß es an gemessene Daten angepaßt werden können (siehe 6.3.3). Dies eröffnet die Möglichkeit, die mechanische Beatmung selbst durch die Ergebnisse der Simulation zu verändern.

6.3.2 Vergleich des nichtlinearen Zweikompartimentmodells mit den Modellen anderer Autoren

Lungenmodelle können nach folgenden Kriterien eingeteilt werden:

- Mechanische Modelle

- Elektrische Modelle (Analogcomputer)

- Simulationsmodelle (digitale Computer)

    - anatomisch orientiert

    - funktionell-statisch orientiert

    - funktionell-dynamisch orientiert

Die Simulation der Lunge mit **mechanischen Modellen** ist weit verbreitet und dient hauptsächlich zur technischen Überprüfung von Beatmungsgeräten. Simulatoren auf der Basis von Faltenbälgen haben hierbei die größte Verbreitung gefunden. Bei bestimmten Modellen kann man die Compliance durch Veränderung von Federkräften und die Resistance durch Einbringung von Stenosen in den zum Balg führenden Gasstrom variieren. Einige Modelle verfügen über 2 gekoppelte Balgsysteme: Lassen sich Compliance und Resistance der beiden Teillungen getrennt einstellen, kann eine Verteilungsstörung realistisch simuliert werden (Lyager 1968, [78]). Modelle dieser Art werden heute von der Industrie hergestellt (z.B. Dräger Lungensimulator LS 800®). Nachteilig ist, daß die Genauigkeit dieser Lungen bezüglich der elastischen Eigenschaften gering und die Charakteristik entweder linear oder weitgehend undefiniert ist.

Genaue Lungenmodelle auf mechanischer Basis lassen sich durch großvolumige starrwandige Gefäße (meistens Glasbehälter) realisieren. Sie haben bei richtiger Technik (Thermostatisierung; Unterdrückung adiabatischer Wärme durch Kupferwolle) eine lineare Charakteristik; die Compliance ist dem Volumen des Behälters proportional. Durch die Kombination von unterschiedlich großen Behältern, die mit unterschiedlichen Strömungswiderständen an die gemeinsame "Trachea" angeschlossen sind, können verschiedene Lungenkompartimente mit genau definierten Eigenschaften simuliert werden. Nachteilig ist der große apparative Aufwand und die Tatsache, daß die Compliance eine lineare Funktion des Druckes ist. Mit Hilfe eines solchen Modells simulierte Heller die Beatmung von Früh- und Neugeborenen (Heller 1986, [59]).

Die Idee der Lungensimulation mit Hilfe eines elektrischen **Analogcomputers** hat Nunn bereits 1957 erwähnt (Nunn 1957, [95]; Nunn 1987, [96]) und die verschiedenen atemmechanischen Begriffe ihren elektrischen Äquivalenten gegenübergestellt. Campbell und Brown publizierten 1963 ein solches Modell und verglichen Modelldaten mit atemmechanischen Größen von Patienten [22]. Sie konnten darüberhinaus verschiedene Flowmuster und Frequenzen mit Hilfe eines Funktionsgenerators simulieren. Anhand der Simulation verschiedener Zeitkonstanten wurde ein Algorithmus zur Bestimmung der optimalen Beatmungsfrequenz angegeben. In der Folgezeit nahm jedoch die Bedeutung der Analogcomputer in der Lungensimulation durch die Verfügbarkeit von leistungsfähigen Digitalrechnern ab.

Der Transport der Gase in den Luftwegen wurde vielfach mit **anatomisch orientierten Simulationsmodellen** der Lunge untersucht. Diese Modelle gehen von einer relativ konstanten Geometrie der luftführenden Komponenten aus und beruhen durchweg auf dem berühmten Modell von Weibel [139], der beginnend mit der Trachea eine Baumstruktur der Luftwege von 23 Generationen annahm. Jede Generation teilt sich in 2 Folgegenerationen auf. An den Generationen 20-23 zweigen bereits Alveolarsäcke ab. Unter Berücksichtigung des Lungenvolumens läßt sich aus diesem Modell eine Gesamtzahl an Alveolen von etwa 300 Millionen berechnen (Weibel und Gil 1977, [140]). Diese Zahlen stimmen mit den Ergebnissen von direkten Zählverfahren überein, wobei eine

Korrelation zwischen der 3. Potenz der Körpergröße und der Gesamtzahl der Alveolen gefunden wurde (Angus und Thurlebeck 1972, [4]).
Modifikationen und Weiterentwicklungen des Weibel' Modells dienten in den letzten Jahren vor allem der Untersuchung des Gasaustausches bei der Hochfrequenzbeatmung, bei der bekanntlich das Atemzugvolumen kleiner als der anatomische Totraum ist. Erstmalig konnte Fredberg 1980 Erklärungen zu diesem komplizierten Problem geben [46]. Andere Modelle wurden von Slutsky et al. 1980 [126], Mitzner et al. 1983 [86] und Kamm et al. 1984 [67] vorgestellt. Die Beurteilung der atemmechanischen Funktion der Lunge unter Beatmungsbedingungen wird von einigen Arbeitsgruppen mit Hilfe von statischen Druck-Volumen-Registrierungen durchgeführt (**funktionell-statisch orientierte Lungenmodelle**). Die Registrierung erfolgt dabei entweder über ein sog. Stufenmanöver (Matamis et al. 1984, [80]) oder durch Füllen der Lunge mit einem sehr kleinen inspiratorischen Fluß (Holzapfel et al. 1983, [61]). Die Auswertung der Kurven wird von manchen Untersuchern noch durch Abschätzung ("Augenmaß") vorgenommen (Matamis et al. 1984, [80]), während andere Methoden zur mathematischen Beschreibung der statischen Druck-Volumen-Beziehung verwenden (Übersicht bei Murphy und Engel 1978, [89]). Zu den funktionellstatisch orientierten Lungenmodellen ist folgendes kritisch anzumerken:

- Die normale Beatmung muß für die Registrierung der Kurven unterbrochen werden.

- Die Beurteilung der Kurven anhand einer xy-Registrierung ist aufwendig, nicht exakt und nicht mehr zeitgemäß.

- Mit dem Verfahren können nur die statischen Verhältnisse überprüft werden. Die Daten können nur bedingt auf die Verhältnisse unter laufender Beatmung übertragen werden.

Für die Verwendung von **funktionell-dynamisch orientierten Lungenmodellen** sprechen verschiedene Gründe. Zunächst werden die Nachteile der statischen Verfahren vermieden. Unter der Annahme bestimmter Voraussetzungen können mit Hilfe der Modelle aus den dynamischen Kurven statische berechnet werden. Modelle dieser Art, die sich auf die Simulation der Lunge mit einem Kompartiment beschränken, wurden von Brunner und Wolff [19] und Heller [59] vorgestellt. Das Modell von Heller ist besonders interessant, da es indirekt die nichtlinearen Eigenschaften der Lunge berücksichtigt bzw. unabhängig von diesen ist. Der intrapulmonale Druck wird von Heller aus der Druck-Volumenbeziehung unter der einzigen Annahme berechnet, daß die Resistance bei gleichem intrapulmonalen Volumen in- und exspiratorisch gleich ist. Das Verfahren wurde von Heller deswegen auch als "Äquiresistance-Verfahren" bezeichnet. Es kann leicht automatisiert und online von Atemzug zu Atemzug durchgeführt werden.
In verschiedenen Untersuchungen konnte ferner gezeigt werden, daß die regionale Verteilung der Ventilation von der Höhe des inspiratorischen Flusses

abhängig ist. Eine einleuchtende Erklärung hierfür wurde von Otis et al. durch die Theorie der regionalen Zeitkonstanten angeboten (Otis et al. 1956, [97]) und später durch Untersuchungen von Pedley et al. [101], Glazier und DeNardo [53] und Wilson et al. [143] bestätigt. Die regionale Verteilung der Zeitkonstanten in der gesunden Lunge ist abhängig von der Körperlage (Sybrecht et al. 1976, [132]) und kann mit unterschiedlichen Durchmessern der Luftwege (somit unterschiedlicher regionaler Resistance) zumindest teilweise erklärt werden. Der Nachweis von Zeitkonstanten ist generell ein dynamischer Vorgang, der mit statischen Untersuchungen nicht erfaßt werden kann.

Aus der Annahme regional unterschiedlicher Zeitkonstanten innerhalb der Lunge folgt zwanglos die Notwendigkeit, mehr als ein Funktionskompartiment in der Lunge zu simulieren. Ein lineares Zweikompartimentmodell zur Analyse atemmechanischer Parameter verwenden u.a. Bergman [15] sowie Lutchen und Saidel [77] mit Ersatzschaltbildern der Lunge, die dem in dieser Arbeit verwendeten Zweikompartiment-Modell sehr ähnlich sind. In Anlehnung an die elektrischen Ersatzschaltbilder der Modelle wurde eine lineares Verhalten von Compliance und Resistance angenommen.

Den Stand der Forschung über die verschiedenen Lungenmodelle kann man folgendermaßen zusammenfassen:

Die Simulation der Lunge mit mechanischen Modellen dient meist zur Überprüfung der korrekten Funktion von Beatmungsgeräten. Die Simulation von Kompartimenten mit unterschiedlicher Compliance bzw. Resistance kann mit diesen Modellen sehr einfach vorgenommen werden. Nachteilig ist jedoch, daß das Verhalten der Compliance als Funktion des Druckes bei diesen Modellen streng oder weitgehend linear ist. Somit können weder Öffnungs- noch Überdehnungsphänomene mit diesen Modellen simuliert werden.

Konkrete elektrische Analogmodelle (Analogcomputer) besitzen nur noch historisches Interesse. Die heutige Computer- und Digitaltechnik hat die komplizierte Verwendung von Analogcomputern in der Forschung abgelöst. Wie bei den mechanischen Modellen konnten verschiedene Kompartimente simuliert werden, diese wiesen jedoch wiederum ein lineares Verhalten auf.

Die Simulation der Lunge auf der Basis anatomischer Strukturen (Atemwege, Alveolen) liefert wertvolle Erkenntnisse über die Art und Weise, wie der Gasaustausch zwischen den Atemwegen und den Alveolen stattfindet. Diese Modelle wurden wiederholt benutzt, um den Gasaustausch bei der sog. Hochfrequenzbeatmung zu erklären, bei der das Atemzugvolumen kleiner als das Totraumvolumen ist. Bei diesen Modellen geht das dynamische Verhalten der Lungendehnung nur am Rande in die Kalkulation ein.

Untersuchungen über das Verhalten der Lungendehnbarkeit wurden hauptsächlich unter statischen oder quasistatischen Bedingungen durchgeführt. Hier wurden verschiedene nichtlineare Modelle in der Vergangenheit untersucht. Nachteilig ist, daß unter statischen Bedingungen Inhomogenitäten nicht erkannt werden können und daß für die Registrierung der statischen Kurven die normale Beatmung unterbrochen werden muß. Die hieraus abgeleiteten Daten sind somit nur begrenzt auf das dynamische Verhalten der Lunge übertragbar.

Die Simulation der dynamischen Druck-Volumenbeziehung weist erhebliche
Vorteile gegenüber statischen Untersuchungen auf, wurde unter Beatmungsbedingungen jedoch bislang nur selten vorgenommen. Die bisherigen Modelle
berücksichtigen dabei entweder nur ein funktionelles Kompartiment oder gehen
von einem linearen Verhalten der Compliance in Abhängigkeit des Druckes aus.
Demgegenüber wurde bei der Wahl des vorliegenden Modells auf die besonderen
pulmonalen Verhältnisse der Patienten mit $ARDS$ geachtet:

- Die Beobachtung von Beatmungsdruckkurven bzw. der Form von inspiratorischen Druck-Volumen-Beziehungen weisen auf ein nichtlineares Verhalten der differentiellen dynamischen Compliance hin (Quirin 1989, [113];
  Heinrichs et al. [57]).

- Die Beobachtung von Ausgleichsvorgängen in der inspiratorischen Pause
  ist allgemein bekannt. Diese Vorgänge weisen auf das Vorhandensein von
  mehr als einem Funktionskompartiment hin.

- Ausgleichsvorgänge können nur dann beobachtet werden, wenn die Zeitkonstanten bzw. charakteristischen Zeiten der Funktionskompartimente
  unterschiedlich sind. Dies weist auf "schnelle" bzw. "langsame" Funktionskompartimente in der $ARDS$-Lunge hin.

- Bei verschiedenen Schweregraden des $ARDS$ war mit einer unterschiedlichen Ausprägung der nichtlinearen Eigenschaften der Lunge zu rechnen.
  Aus diesem Grund wurden diese Parameter durch die Eingabe des linearen Druckbereiches und desjenigen Druckes, an dem die Compliance ihr
  Maximum annimmt, variierbar gestaltet.

Der große Nutzen eines solchen Modells besteht schließlich nicht nur in dem
fertigen bzw. anwendbaren Modell, sondern in besonderem Maße in den Er-
kenntnissen, die bei seiner Entwicklung gewonnen werden.
Anhand der folgenden Abbildungen 6.1 bis 6.7 sollen die wesentlichen Eigenschaften des nichtlinearen Zweikompartimentmodells in Bezug auf charakteristische Eigenschaften der simulierten Kurven erläutert werden. In den Abbildungen sind jeweils die Druck-Zeitkurve und die Druck-Volumen-Kurve dargestellt.
Die Rahmenbedingungen der Simulation waren in allen Fällen gleich: Atemzugvolumen 750 ml, Inspirationszeit 2 sec, Pausenzeit 1 sec und Zykluszeit 6
sec.
Abbildung 6.1 zeigt eine Simulation, wobei die Lunge mit nur einem Kompartiment dargestellt wurde, welches lineare Eigenschaften bei normaler Compliance
aufweist. Die Resistance war niedrig, ein $PEEP$ wurde nicht simuliert. Die
Kurven verlaufen linear und geben die von atemmechanischen Registrierungen
gewohnten Kurvenverläufe nur grobschematisch wieder. Für die in der Abbildung 6.2 dargestellte Simulation wurde der $PEEP$-Wert auf 10 cmH$_2$O eingestellt. Hierdurch wird unter den geschilderten Voraussetzungen lediglich die
Druck-Zeitkurve parallel nach oben und die Druck-Volumenkurve parallel nach
rechts verschoben.

Tabelle 6.1. Legende zu den Abbildungen 6.1 bis 6.7

	Abszisse	Ordinate
Druck-Zeit-Kurve	Zeitachse, Gesamtlänge 6 sec	Druck in cmH_2O
Druck-Volumen-Kurve	Druck in cmH_2O	Volumen in l

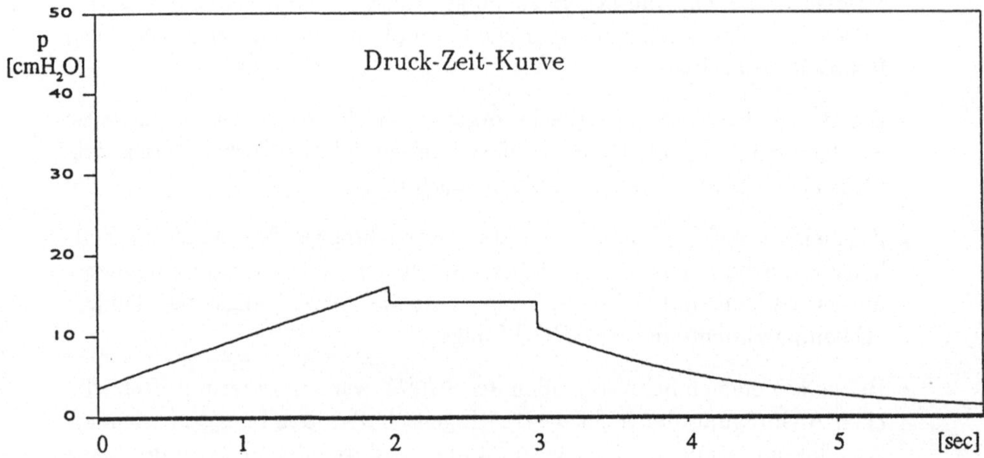

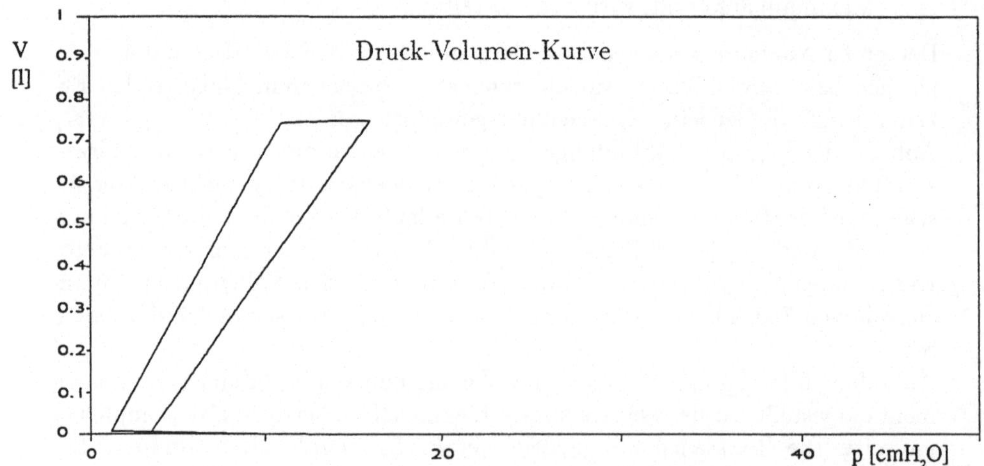

Abb. 6.1. Simulationsergebnisse des linearen Einkompartimentmodells bei einem *PEEP*-Wert von 0 cmH_2O. Legende siehe Seite 76

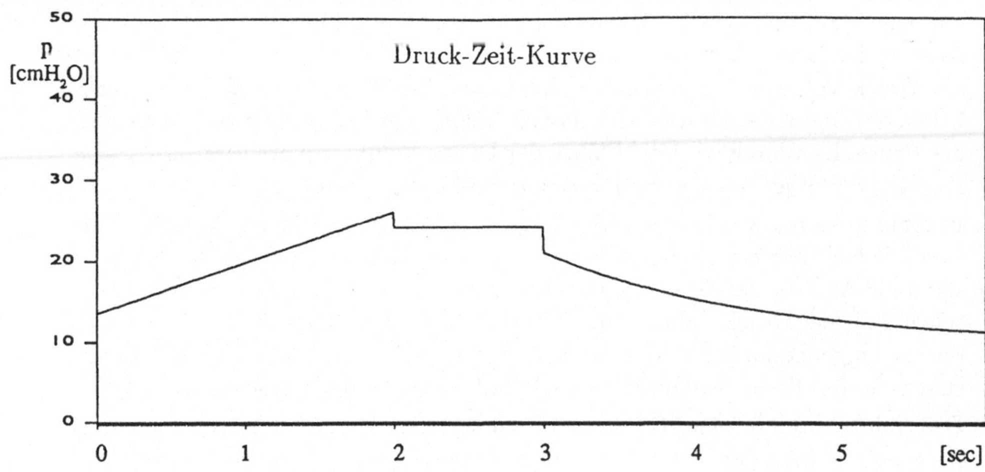

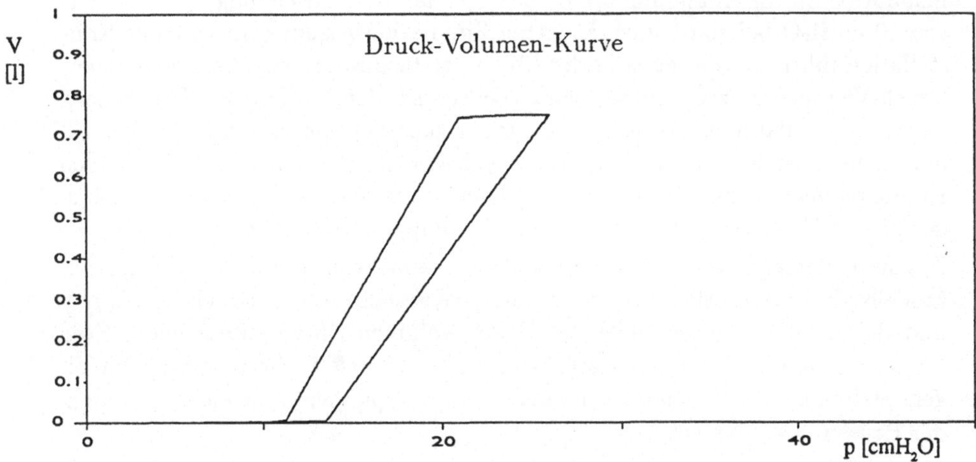

Abb. 6.2. Simulationsergebnisse des linearen Einkompartimentmodells bei einem *PEEP*-Wert von 10 cmH₂O. Legende siehe Seite 76

In der Abbildung 6.3 ist eine Simulation bei reduzierter Compliance und in Abbildung 6.4 eine bei erhöhter Resistance gezeigt. Folgende Auswirkungen auf den Kurvenverlauf sind typisch: Die reduzierte Compliance führt zu einem steileren Anstieg der Druck-Zeitkurve in der Inspiration und zu einem flacheren Verlauf der Druck-Volumen-Kurve. Die Erhöhung der Resistance führt zu einem deutlichen Sprung in der Druck-Zeitkurve zu Beginn der Inspiration und zu Beginn der Pause. Hierdurch wird die Fläche der Druck-Volumenkurve vergrößert. Alle Kurven weisen jedoch weiterhin einen geradlinigen Verlauf auf.

In Abbildung 6.5 wurde eine nichtlineare Compliance gemäß der Modelldefinition - jedoch nur ein Kompartiment - simuliert. Jetzt ist bereits der typische sigmoide Anstieg der Druck-Zeit-Kurve in der Inspiration und des inspiratorischen Teils der Druck-Volumen-Kurve erkennbar. Diese Kurven ähneln solchen, die an lungengesunden Patienten zu registrieren sind. Auffällig (und unrealistisch) ist der flache Verlauf der Druck-Zeit-Kurve in der Pausenphase.

Die Abbildungen 6.6 und 6.7 stellen Simulationen des nichtlinearen Zweikompartimentmodells dar. Jetzt ist ein noch ausgeprägterer (typischer) nichtlinearer Verlauf der Druck-Zeit-Kurve inspiratorisch und im inspiratorischen Teil der Druck-Volumen-Kurve zu erkennen. In Abbildung 6.6 (ohne $PEEP$) nimmt die Steigung des inspiratorischen Teils der Druck-Volumen-Kurve bis zum Ende der Inspiration zu. In Abbildung 6.7 ist gezeigt, daß die Anwendung eines $PEEP$ von 10 cmH$_2$O bei sonst unveränderten Simulationsparametern zu einer Konstellation führt, bei der etwa in der Mitte der Inspiration ein Wendepunkt der Druck-Volumen-Kurve sichtbar wird. Ferner ist der Verlauf der Druck-Zeit-Kurve in der Pausenphase jetzt nicht mehr konstant wie in den bisherigen Simulationen, sondern weist einen Abfall auf, der aus dem Ausgleich der beiden Kompartimente resultiert. Dieser Ausgleichsvorgang ist auch aus dem Verlauf der beiden Volumen-Zeitkurven der Einzelkompartimente erkennbar.

Zusammenfassend ist qualitativ erkennbar: Die nichtlinearen Eigenschaften des Modells sind erforderlich, um die typische Kurvenform der Druck-Zeit-Kurve und des inspiratorischen Teils der Druck-Volumen-Kurve darzustellen. Zwei Funktionskompartimente sind erforderlich, um einerseits die nichtlinearen Eigenschaften zu verstärken und andererseits den typischen Ausgleichsvorgang in der Pausenphase darzustellen.

Durch die Einbeziehung der Parameter der maximalen Compliance (p_0, C_0) und des linearen Druckbereiches (p_{lin}) in die Modelldefinition können ferner Öffnungs- und Überdehnungsphänomene innerhalb der beiden Kompartimente dargestellt werden. Dies ist in Abbildung 6.8 gezeigt. In der Abbildung sind 4 Compliance-Kurven im Druckintervall 0 - 60 cmH$_2$O dargestellt. Kurve 1 zeigt normale Verhältnisse. Die Compliance variiert zwischen 20 und 40 ml/cmH$_2$O, der maximale Wert wird bei einem Druck p_0 von 30 cmH$_2$O erreicht. Kurve 2 zeigt das gleiche Verhalten bei insgesamt erniedrigten Werten der Compliance. Für die Berechnung der Kurve 3 wurde p_0 auf 35 cmH$_2$O festgesetzt und p_{lin} gleichzeitig gegenüber den vorherigen Kurven halbiert. Diese Kurve entspricht jetzt einem Kompartiment, welches erst bei Druckwerten über 20 cmH$_2$O geöffnet und belüftet wird. In der 4. Kurve wurde p_0 auf 12 cmH$_2$O

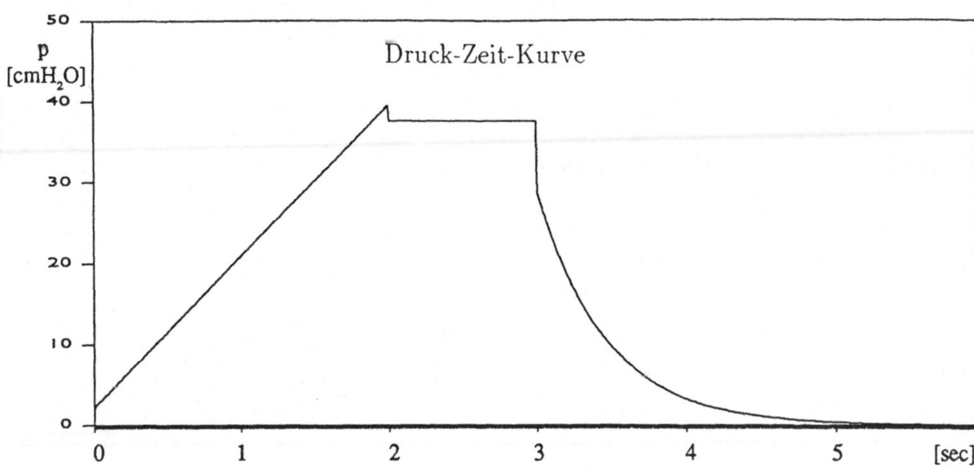

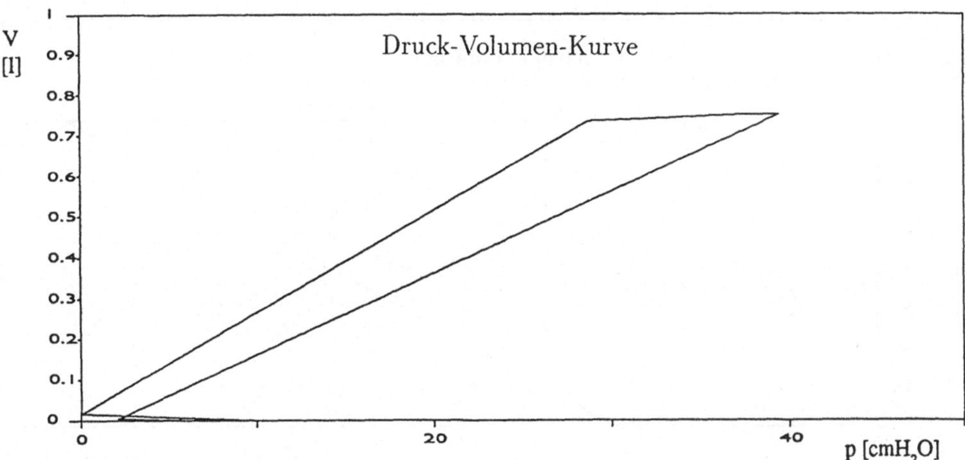

Abb. 6.3. Simulationsergebnisse des linearen Einkompartimentmodells bei einem $PEEP$-Wert von 0 cmH$_2$O und reduzierter Compliance. Legende siehe Seite 76

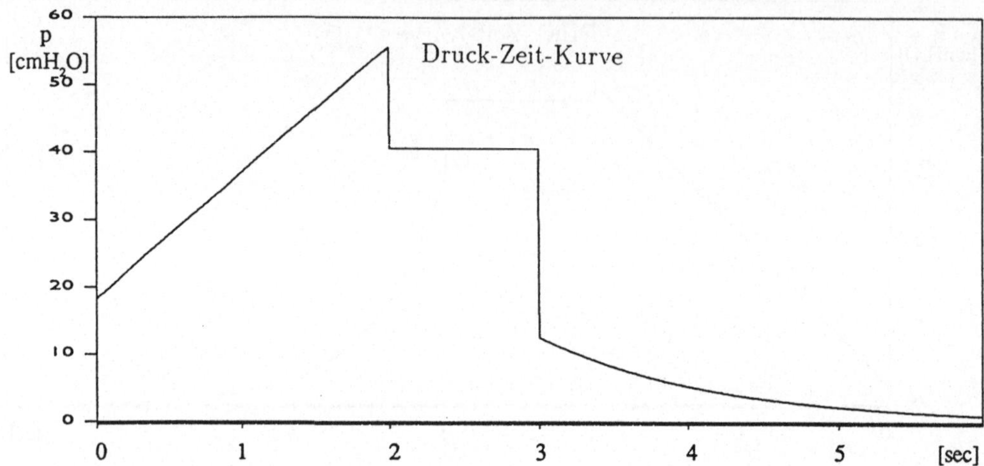

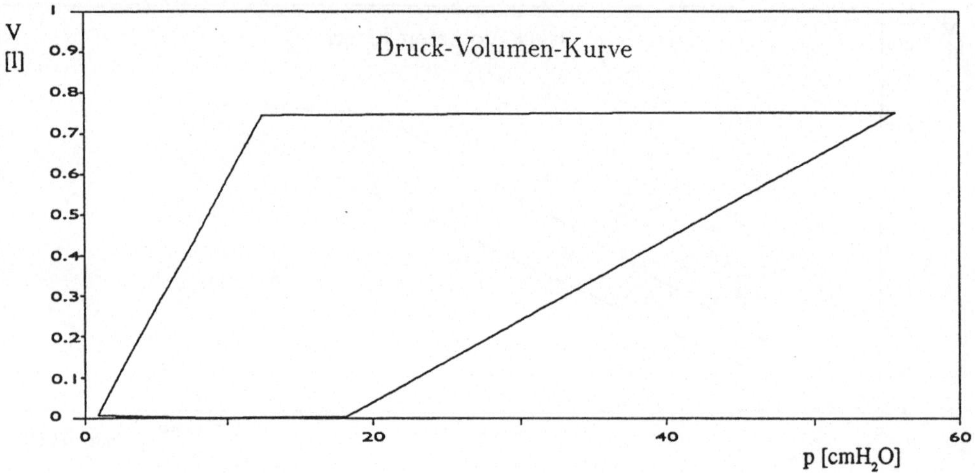

Abb. 6.4. Simulationsergebnisse des linearen Einkompartimentmodells bei einem $PEEP$-Wert von 0 cmH$_2$O und hoher Resistance. Legende siehe Seite 76

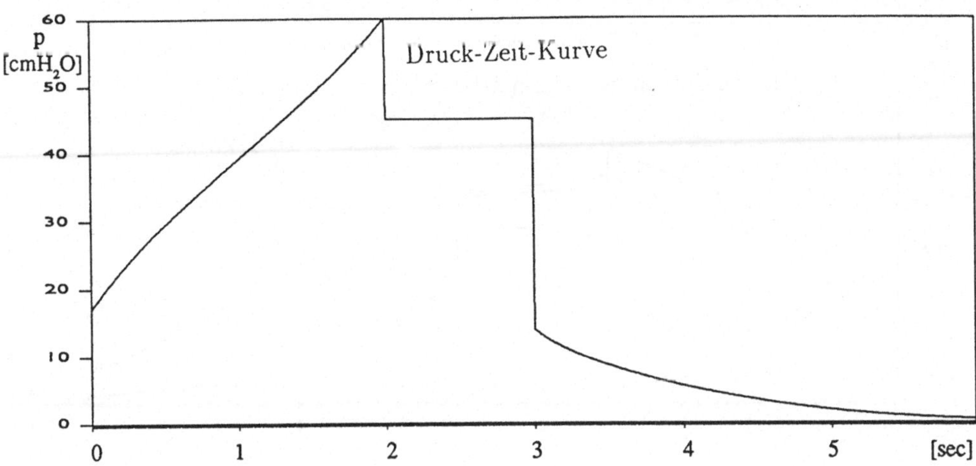

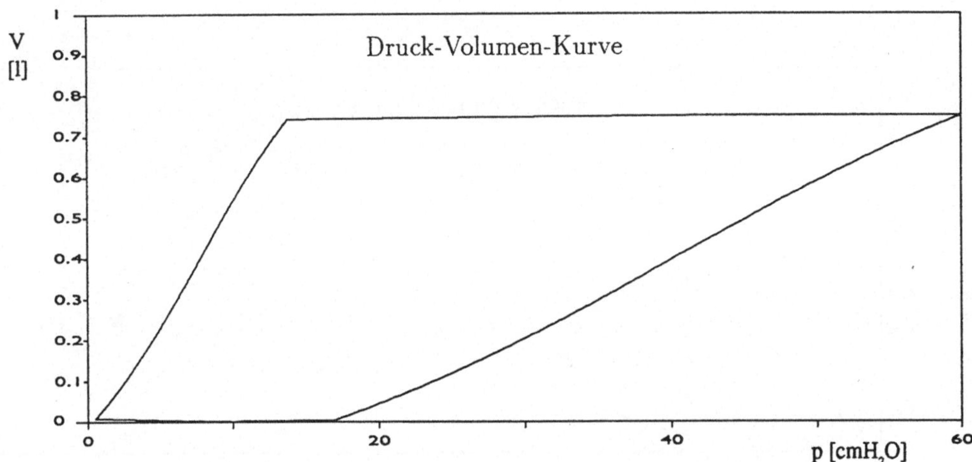

Abb. 6.5. Simulationsergebnisse des nichtlinearen Einkompartimentmodells bei einem $PEEP$-Wert von 0 cmH$_2$O. Legende siehe Seite 76

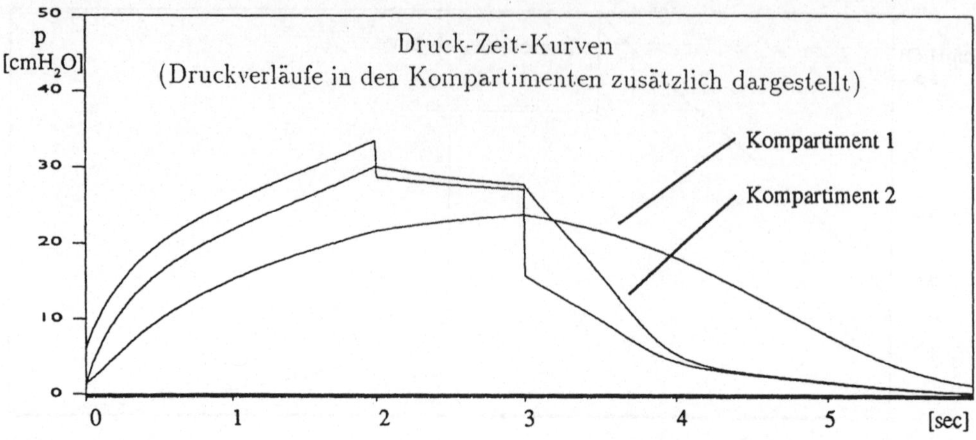

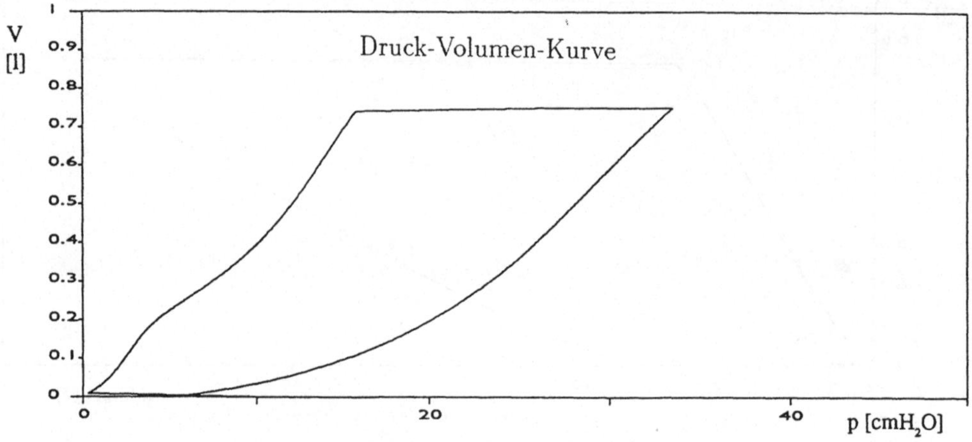

Abb. 6.6. Simulationsergebnisse des nichtlinearen Zweikompartimentmodells bei einem $PEEP$-Wert von 0 cmH$_2$O. Legende siehe Seite 76

Druck-Zeit-Kurven
(Druckverläufe in den Kompartimenten zusätzlich dargestellt)

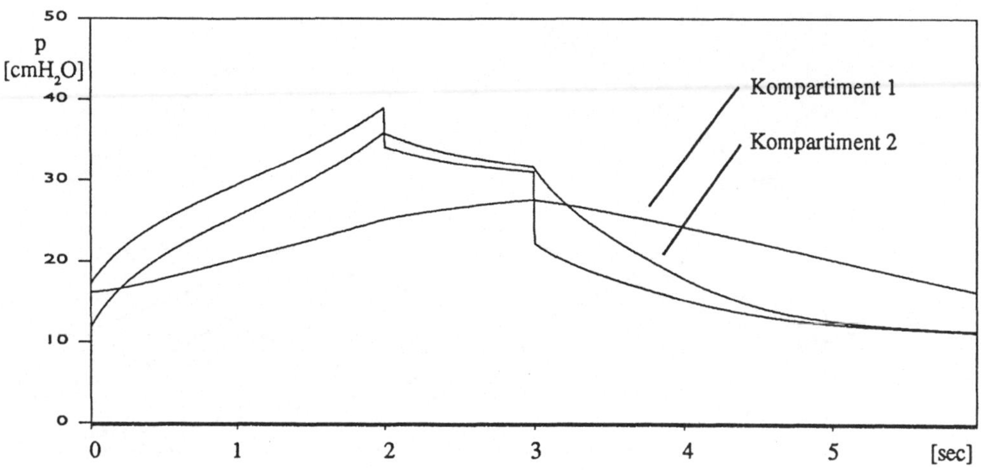

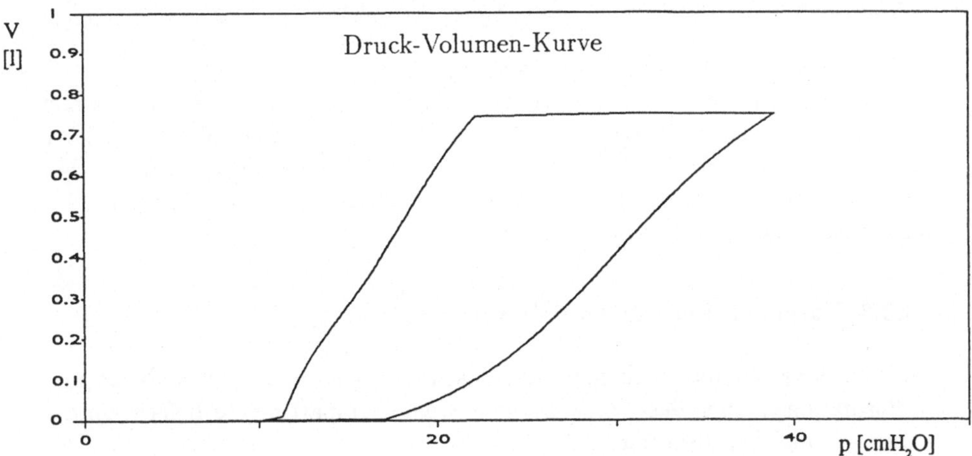

Abb. 6.7. Simulationsergebnisse des nichtlinearen Zweikompartimentmodells bei einem $PEEP$-Wert von 10 cmH$_2$O. Legende siehe Seite 76

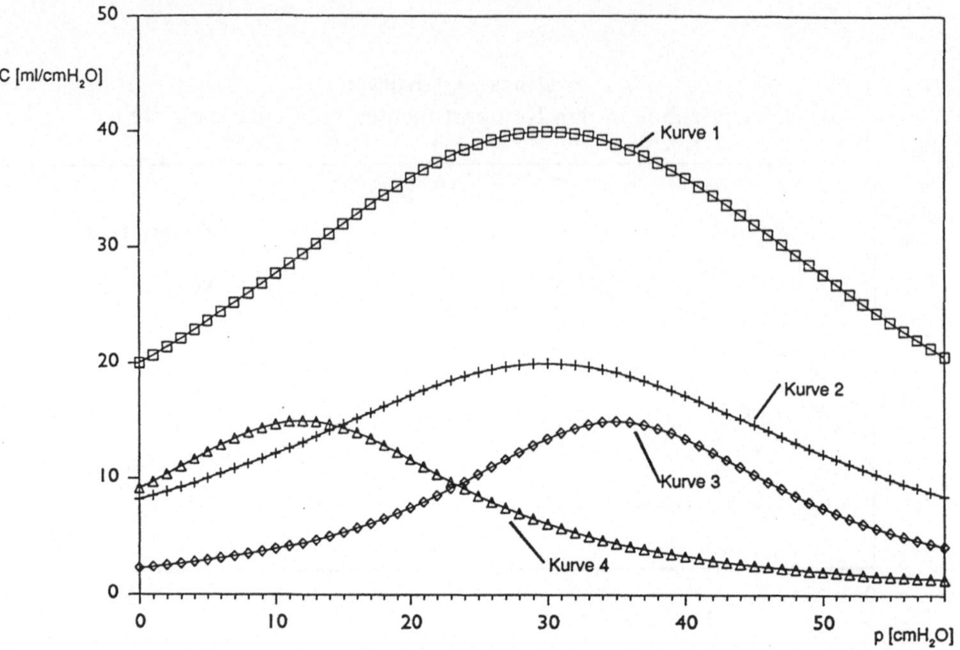

Abb. 6.8. Schematische Darstellung von vier verschiedenen Verlaufscharakteristiken der nichtlinearen Compliance in Abhängigkeit vom Druck

bei sonst gegenüber der dritten Kurve unveränderten Parametern festgesetzt. Dieses Kompartiment zeigt jetzt bei Druckwerten von über 30 cmH$_2$O kaum noch eine Dehnbarkeit, d.h. es wäre bis an seine Grenze erweitert. Dieses Verhalten entspricht bei der Beatmung einem Kompartiment, welches bei hohen inspiratorischen Drucken überdehnt wird.

6.3.3 Vorgehen bei der Modellanpassung

Zunächst war zu untersuchen, welche Beatmungsphasen und welche Meßsignale Informationen über das Verhalten der Modellkompartimente liefern können. Dies sei zunächst diskutiert:

1. In der *Inspirationsphase* wird der Fluß vom Beatmungsgerät vorgegeben und ist innerhalb der Genauigkeit dieses Gerätes konstant. Das Flußsignal liefert somit keine spezifische Information über das Verhalten der Kompartimente. In dieser Phase wird das Drucksignal jedoch durch die Modellparameter bestimmt.

2. In der *Pausenphase* ist der inspiratorische Fluß Null. Das Drucksignal wird im wesentlichen von dem Unterschied der charakteristischen Zeiten und der endinspiratorischen Druckwerte der beiden Kompartimente bestimmt (siehe Kap. 3).

3. In der *Exspirationsphase* wird der Fluß durch die Entleerungsdynamik der Lunge einerseits und durch den Widerstand des Ausatemteils (R_{app}) andererseits bestimmt. Unter der Annahme, daß die Exspiration gegen Atmosphärendruck ohne Widerstand erfolgt (also $R_{app}{=}0$), weist das Flußsignal folgendes Verhalten auf:
Unmittelbar zu Beginn der Exspiration wird rasch ein maximaler exspiratorischer Fluß erreicht, der danach exponentiell wieder abnimmt. Aus der exponentiellen Abnahme des Flußsignals kann man die globale Zeitkonstante der Lunge bestimmen (Grunstein et al. 1987, [56]). Vergleichbare Untersuchungen führten auch Pardaens et al. [99], LeSouef et al. [75] und Allen [3] durch. Wolff [147] verwendet ein Computerprogramm, um auf diese Weise die Lungen-Zeitkonstanten von *ARDS*-Patienten unter maschineller Beatmung zu bestimmen. Unter der Annahme zweier Lungenkompartimente mit unterschiedlichen Zeitkonstanten (bzw. charakteristischen Zeiten bei nichtlinearen Kompartimenten) würde ein doppelt exponentieller Abfall des Flußsignales resultieren, aus dem man die Zeitkonstanten der beiden Kompartimente bestimmen könnte.

In der Praxis ist jedoch R_{app} nicht Null. Betrachtet man die Eigenwertfunktionen (Ψ) der charakteristischen Zeiten (τ) beider Kompartimente in der Exspirationsphase in Abhängigkeit von R_{app}, so kommt man zu den in Abbildung 6.9 dargestellten Funktionsverläufen. Man erkennt, daß ab einer gewissen Größe von R_{app} (etwa bei dem Wert von $R_1 + R_2$) die Eigenwertfunktionen Grenzwerte erreichen.

Darüberhinaus ist R_{app} während der Exspiration nicht konstant. So verwenden die meisten Beatmungsgeräte eine Steuerung des Exspirationsventils (und damit von R_{app}), um den geforderten endexspiratorischen Druck technisch zu erzeugen. Dies bedeutet, daß R_{app} mit zunehmender Annäherung des exspiratorischen Druckes an den *PEEP*-Druck zunimmt und schließlich unendlich wird.

Die Konsequenz ist, daß die charakteristischen Zeiten der Lungenkompartimente nur in dem Teil der Exspirationsphase den Verlauf des Flußsignals eindeutig beeinflussen, wo durch die Regelung von R_{app} innerhalb des Beatmungsgerätes zur Erzeugung des *PEEP* R_{app} noch klein gegen $R_1 + R_2$ ist, also nur zu Beginn der Exspirationsphase (Abbildung 6.9. Die oben zitierten Untersuchungen sind diesbezüglich kritisch zu bewerten bzw. erfordern die Variation der Ausatmung für den Zweck der Messung (freie Ausatmung gegen Atmosphärendruck durch ein großlumiges Ventil). Dies wurde von Wolff durchgeführt. Eine Anforderung an das Anpassungsverfahren im Rahmen der vorliegenden Arbeit bestand jedoch gerade darin, daß die normale Beatmung für Meßzwecke nicht geändert werden sollte.

Vergleiche von Simulationen mit Daten von Patienten ergaben eindeutige Hinweise, daß die Widerstände R_i in der Exspirationsphase höher als in der Inspirations- bzw. Pausenphase sein müssen, um eine befriedigende Anpassung auch dieser Phase zu erreichen. Eine zukünftige Weiterent-

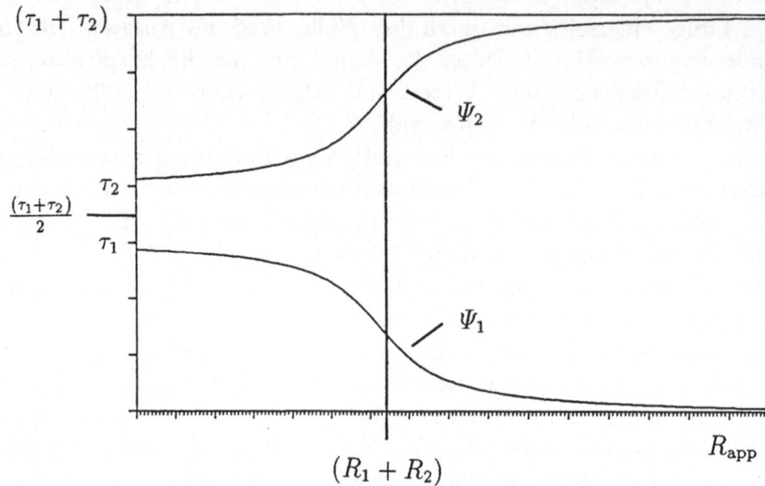

Abb. 6.9.   Die   Abhängigkeit   der   Eigenwertfunktionen (Ψ_i) der   beiden charakteristischen Zeiten (τ_i) in der Exspirationsphase von R_{app}

wicklung des Modells könnte darin bestehen, daß die Exspirationsphase an das Modell mit anderen Widerständen R_i angepaßt wird. Aus dem erwähnten Verhalten von R_{app} resultieren jedoch erhebliche Schwierigkeiten.

Das Drucksignal während der Exspiration schließlich wird durch R_{app} und den exspiratorischen Fluß bestimmt und liefert so keine zusätzlichen Informationen über das Verhalten der Modellkompartimente.

Aus den dargelegten Gründen ergab sich folgendes Vorgehen bei der Modellanpassung:

- Das Flußsignal liefert unter den realen Beatmungsbedingungen keine spezifischen Informationen über das Verhalten der Kompartimente. Es wird jedoch zur Berechnung des Modells benötigt, da der Fluß in der Praxis nicht konstant ist, sondern gewissen Unregelmäßigkeiten durch die Art und Weise der Ventilsteuerung innerhalb des Beatmungsgerätes unterliegt.

- Die Anpassung des Modells mußte über das Drucksignal in der Inspirations- und Pausenphase vorgenommen werden.

- Die Exspirationsphase wurde nicht angepaßt, sondern der für das Modell entwickelte Regelmechanismus für R_{app} unverändert in der Anpassung übernommen. Die Exspirationsphase wurde in der Anfangsphase dieser Untersuchungen benötigt, um den Beatmungszyklus für das Integrationsverfahren zu schließen und die Restvolumina bzw. Druckdifferenzen in

den beiden Kompartimenten am Ende der Exspiration zu bestimmen. Es
zeigte sich jedoch, daß dieses Vorgehen keinen Einfluß auf die Größe der
angepaßten Modellparameter ausübte. In der Folge wurde dann die Exspirationsphase ganz aus der Anpassung herausgenommen, um die Rechenzeit zu verkürzen.

Die eigentliche Anpassung des Modells an gemessene Atemkurven bestand in der
Aufgabe, eine Wertekombination von 8 Parametern so zu ermitteln, daß eine zu
definierende sog. Straffunktion einen minimalen Wert annimmt. Es handelt sich
somit um einen vieldimensionalen Raum, in dem ein Minimum gesucht wird.
Der Art der verwendeten Straffunktion kommt dabei besondere Bedeutung zu.
Als Straffunktion wurde das mittlere Quadrat der Differenzen (χ^2) zwischen
den gemessenen Druckwerten und den aus den Modellparametern berechneten
Druckwerten verwendet. Dieses Vorgehen entspricht dem sog. Least-Square-Fit
und bestimmt das Modell in einer Weise, daß der Schwerpunkt der gemessenen
Daten durch das Modell so genau wie möglich wiedergegeben wird. Die Verwendung dieser Funktion liefert dann sinnvolle Ergebnisse, wenn Artefakte, die bei
der Registrierung der Signale auftreten, dem idealen Signal zufällig überlagert
sind. Dieses Vorgehen kann für die Probleme, die bei der Messung der atemmechanischen Signale auftreten können, nicht uneingeschränkt empfohlen werden:

- Durch Wassertropfen in den Atemwegen kann es zu kurzfristigen Erhöhun-
  gen des registrierten Druckes kommen. Diese Erhöhung ist ein Artefakt
  im Sinne des Modells, der nicht symmetrisch zu der idealen Verlaufslinie
  der Druckkurve ist.

- Durch aktive Atembewegungen des Patienten kommt es je nach Phasen-
  lage der spontanen Atembewegungen entweder zu einem Abfall oder zu
  einem Anstieg des registrierten Druckes.

In jedem Fall können so Artefakte im Sinne des Modells entstehen, die nicht
zufällig zum Idealsignal verteilt sind und auf diese Weise zu einer fehlerhaften
Modellanpassung führen.
Die Filterung der Daten zur Unterdrückung solcher Störsignale ist nicht ohne
weiteres möglich, da das Frequenzspektrum der Störungen sich mit dem der
Originalsignale zu stark deckt. Eine Filterung, die das Störsignal wirksam unterdrückt, dämpft so gleichzeitig das Meßsignal in unzulässiger Weise. Dies
wurde in Zusatzuntersuchungen während der Entwicklungsphase der Modellanpassung durch die Behandlung der Signale mit Fourier-Transformation geprüft
und bewiesen. Alternative Filterverfahren, die diese Nachteile nicht aufweisen,
sind z.B. sog. Template-Filter. Diese setzen jedoch voraus, daß ein Katalog
typischer und ungestörter Kurven zur Verfügung steht, an denen sich das Verfahren orientieren kann. Ein Einsatz dieser Filtertechnik zur Optimierung der
Modellanpassung wird derzeit untersucht.
In der vorliegenden Arbeit wurden diese Probleme dadurch vermieden, daß alle
Atemkurven bereits bei der Registrierung visuell auf weitgehendes Fehlen solcher unsymmetrischer Artefakte geprüft wurden. Ferner stellte sich heraus, daß

ein Wert für χ^2 von unter 1 nur dann gefunden werden konnte, wenn die Anpassung des Modells sehr gut gelang und nur wenige Artefakte dem Meßsignal überlagert waren. Daher wurden solche Atemkurven, bei denen χ^2 größer als 1 war, aus der weiteren Auswertung ausgeschlossen.

Charakteristisch für vielparametrige Optimierungsprobleme ist, daß neben der gesuchten "absoluten" Parameterkombination ("absolutes Minimum" der Straffunktion) relative, "lokale" Minima existieren, die bei dem Verfahren ausgeschlossen werden sollten. Dies wurde durch die Kombination verschiedener Optimierungsverfahren so weit wie möglich erreicht. Hierfür mußte jedoch das Modell für jeden Atemzug mehrere 1000mal berechnet werden. Eine weitere Schwierigkeit bestand ferner darin, daß zur Berechnung der Straffunktion im vorliegenden Fall nur ein numerisches Integrationsverfahren zur Lösung des Modells verwendet werden konnte, da eine analytische Lösung nicht möglich war. Diese Faktoren wirkten sich erheblich auf den Rechenaufwand bzw. die Rechenzeit aus.

Durch folgende Maßnahmen konnte die Modellanpassung soweit verbessert werden, daß ein einzelner Atemzug in wenigen Minuten berechnet wurde und in Zukunft eine Berechnung von Atemzug zu Atemzug ("online") möglich erscheint:

- Durch Vorausberechnung des linearen Modells werden Startwerte für die eigentliche Optimierung gefunden, die bereits die richtige Größenordnung aufweisen.

- Die Grenzen, in denen das Optimierungsverfahren die einzelnen Variablen probeweise variieren kann, werden auf "klinisch sinnvolle" Bereiche festgelegt. So ist es z.B. nicht sinnvoll, für die Compliance Werte unter 5 oder über 200 ml/cmH$_2$O zuzulassen. Diese Bereiche müssen allerdings groß genug gewählt werden, damit die Optimierungsprozedur den vieldimensionalen Raum nach dem Minimum absuchen kann.

- Der Programmcode wurde auf hohe Effizienz optimiert. Dies bedeutet, daß das numerische Integrationsverfahren in der Zahl der erlaubten Schritte eingegrenzt wird. Ferner werden jeweils die Startwerte der vorangegangenen Berechnung wieder verwendet.

- Mit dem Ziel einer Auswertung "on-line" und unabhängig von längeren Übertragungsstrecken war es nicht sinnvoll, die Berechnungen auf einem Großrechner mit hoher Rechenleistung durchzuführen. Da andererseits die Rechenleistung heutiger Personalcomputer des Industriestandards zu gering war, wurde ein Transputer für die aufwendigen Rechenoperationen verwendet.

- In Zukunft sollen mehrere Transputer eingesetzt werden, die im parallelen Betrieb jeweils Teilaufgaben der Modellanpassung übernehmen.

6.3.4 Interpretation der Ergebnisse der Modellanpassung

Bei der Modellanpassung von mehr als 200 atemmechanischen Registrierungen wies nur ein relativ geringer Teil (19%) nicht das Verhalten eines 2-Kompartiment-Modells auf (Unterschied von τ_1 und τ_2 geringer als Faktor 2). Dies bedeutet, daß sich die Verhältnisse des beatmeten Patienten mit *ARDS* überwiegend durch ein Funktionsmodell mit 2 Kompartimenten darstellen lassen. In der *ARDS*-Klasse 2 war dies häufiger als in der *ARDS*-Klasse 1 der Fall. In den Abbildungen 6.10 bis 6.13 sind exemplarisch die Ergebnisse der Modellanpassung dargestellt. In allen Abbildungen wurde die Reproduktion der jeweils gemessenen Daten zusammen mit der Modellanpassung (Gesamtsimulation) dargestellt. In der Druck-Zeitkurve ($p(t)$) und in der Volumen-Zeitkurve ($V(t)$) sind darüber hinaus die Werte der beiden Kompartimente eingezeichnet. In der Druck-Zeitkurve entsprechen diese Werte den intrapulmonalen Druckverhältnissen in den beiden Funktions-Kompartimenten. Die Abbildungen 6.10 und 6.11 stammen von einer Meßserie der *ARDS*-Klasse 1 zum *ZDM*1 (*PEEP* 0 cmH₂O) bzw. *ZDM*3 (*PEEP* 10 cmH₂O); die Abbildungen 6.12 und 6.13 zeigen typische Befunde aus der *ARDS*-Klasse 2 wiederum zum *ZDM*1 bzw. *ZDM*3.

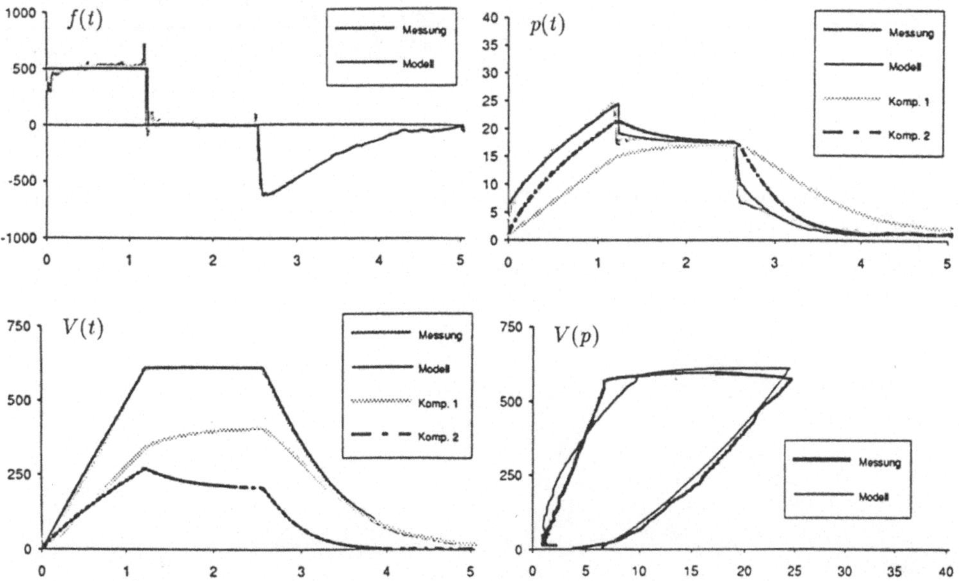

Abb. 6.10. Modellanpassung bei einer Meßserie der *ARDS*-Klasse 1 mit einem *PEEP*-Wert von 0 cmH₂O

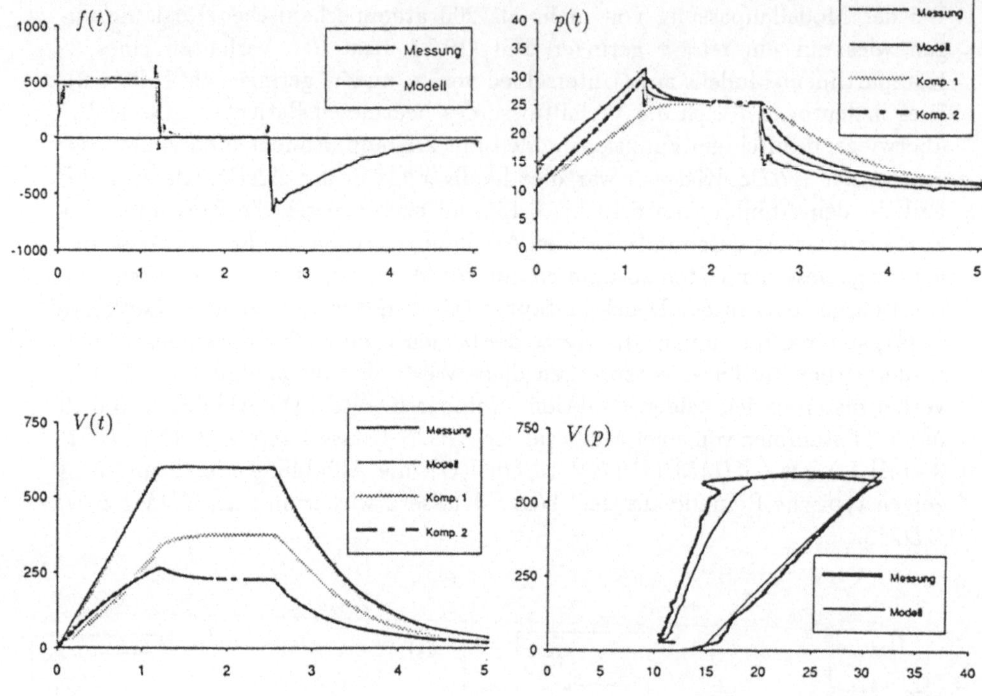

Abb. 6.11. Modellanpassung bei einer Meßserie der *ARDS*-Klasse 1 mit einem *PEEP*-Wert von 10 cmH$_2$O

In den Abbildungen 6.10 und 6.11 ist dargestellt, daß überwiegend das Kompartiment 1 mit der größeren charakteristischen Zeit gefüllt wird. Dieses Verhalten wurde in der *ARDS*-Klasse 1 häufig beobachtet und ist sowohl bei einem *PEEP* von 0 cmH$_2$O als auch bei einem *PEEP* von 10 cmH$_2$O zu erkennen. Durch die Anwendung von *PEEP* wird bei diesem Patienten im inspiratorischen Teil der Druck-Volumenkurve deutlich, daß der Verlauf insgesamt geradliniger als ohne *PEEP* ist. Die Kurve zeigt jedoch bereits angedeutet einen sigmoiden Verlauf (Abbildung 6.11).

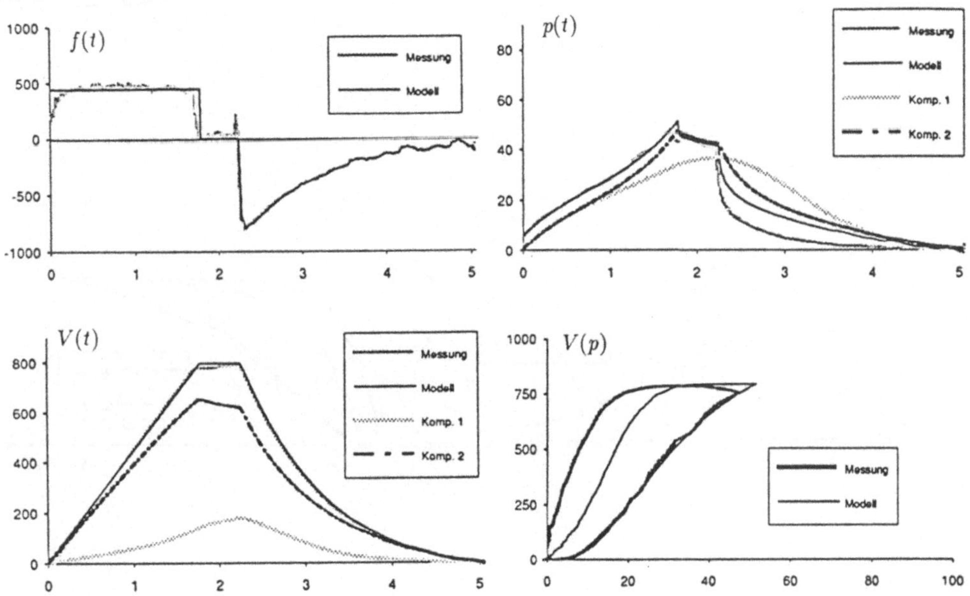

Abb. 6.12. Modellanpassung bei einer Meßserie der *ARDS*-Klasse 2 mit einem *PEEP*-Wert von 0 cmH$_2$O

In den Abbildungen 6.12 und 6.13 ist ein ganz anderes Verhalten der beiden Kompartimente erkennbar. Dieser Befund ist typisch für Meßserien der *ARDS*-Klasse 2. Das Kompartiment 2 wird aufgrund der höheren Beatmungsdruckwerte und der durchweg niedrigeren Werte von R_2 mehr gefüllt. Durch die Anwendung von *PEEP* wird dieser Effekt weiter betont. Der Druck im Inneren dieses Kompartimentes entspricht stärker als im Kompartiment 1 dem des Tubusdruckes; somit ist auch der endinspiratorische Spitzendruck im Inneren des Kompartimentes stärker wirksam und führt zu einer relativ ausgeprägten Belastung bzw. Dehnung. Im inspiratorischen Teil der Druck-Volumen-Schleife ist dies ebenfalls an einem flachen Verlauf im oberen Anteil (endinspiratorisch) deutlich zu erkennen.

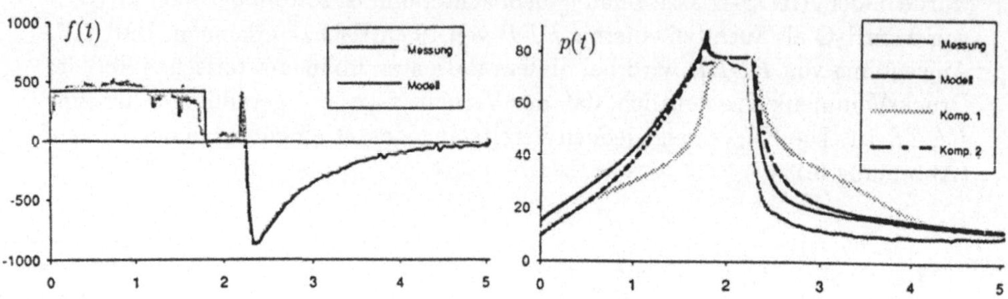

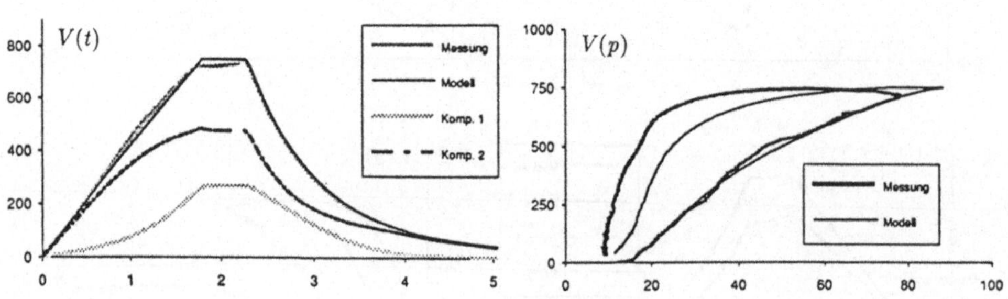

Abb. 6.13. Modellanpassung bei einer Meßserie der *ARDS*-Klasse 2 mit einem *PEEP*-Wert von 10 cmH$_2$O

Die charakteristischen Zeiten τ_1 und τ_2 sind ein Maß für die Geschwindigkeit,
mit der sich das jeweilige Kompartiment füllt bzw. entleert. In der inspiratorischen Phase verteilt sich die Strömung aufgrund der kleineren Werte von τ_2
daher bevorzugt auf das Kompartiment 2, während das Kompartiment 1 entsprechend langsamer gefüllt wird. Dies ist die Ursache für das erwähnte Verhalten des inspiratorischen Druckes im Kompartiment 2. In der Exspirationsphase
wird das Kompartiment 2 aus dem gleichen Grund rasch entlüftet, während
dies im Kompartiment 1 nur langsamer geschieht. In der Literatur findet man
nur wenige Angaben über die Zeitkonstanten (bei linearer Modellbetrachtung)
der Lunge. Campbell und Brown bestimmten die Werte für verschiedene Patientengruppen; die Daten sind in der folgenden Tabelle 6.2 wiedergegeben [22].

Tabelle 6.2. Zeitkonstanten der Luftwege von verschiedenen Patientengruppen
(modifiziert nach Campbell und Brown 1963, [22])

Patientengruppe	Zeitkonstante [sec]
Erwachsener	
normal	0,600
hoher Widerstand	1,680
niedrige Compliance	0,180
hoher Widerstand + niedrige	
Compliance	0,505
Neugeborene	0,240

Wolff nennt Werte zwischen 0,8 und 2 Sekunden bei Erwachsenen mit *ARDS*
[147]. Diese Literaturangaben stimmen recht gut mit den Werten von τ_1 überein.
Dies ist dadurch zu erklären, daß die Bestimmung der Zeitkonstanten von den
genannten Autoren durch Analyse der Druck- bzw. Flußsignale in der Exspiration gewonnen wurde. Diese Signale werden aber von dem langsamen Kompartiment stärker bestimmt als von dem schnellen. Die Übereinstimmung der Werte
mit den Angaben der anderen Autoren spricht auch für die Brauchbarkeit des
vorgestellten nichtlinearen Zweikompartiment-Modells, da die Bestimmung von
τ_1 im Rahmen der Modellanpassung aus der Inspirations- und der Pausenphase
gewonnen wurde.
Die charakteristischen Zeiten können in erster Näherung so interpretiert werden,
daß in dem Zeitraum von τ sich das jeweilige Kompartiment auf den $1/e$-ten
Teil entleert (e = Euler' Zahl; nach Ablauf von τ verbleiben daher etwa 35% des
ursprünglichen Volumens im Kompartiment). Vergleicht man die Werte von τ_1
in der *ARDS*-Klasse 1 mit der Dauer der Exspirationsphase, so standen bei der
gewählten Beatmungsform etwa $3 \cdot \tau_1$ zum Entlüften des Kompartimentes zur
Verfügung. Dieser Wert reicht aus, um das Kompartiment nahezu vollständig
zu entlüften.
In diesem Zusammenhang seien einige Bemerkungen zur Beatmung mit um-
gekehrtem Atemzeitverhältnis (IRV) und zu dem Begriff "Auto-*PEEP*" ge-

stattet: Bei der IRV wird die Inspirationszeit auf Kosten der Exspirationszeit verlängert. Hierbei kann die absolute Zeit, die für die Exspirationsphase zur Verfügung steht, nur 2 Sekunden oder sogar weniger betragen. Unter Anwendung der Werte von τ_1 bedeutet das, daß in der Lunge dann noch größere Restvolumina am Ende der Exspirationsphase verbleiben. In der Fluß-Zeitkurve ist dieses Verhalten an der Tatsache zu erkennen, daß am Ende der Exspiration noch eine Strömung aus der Lunge heraus besteht. Da der Druck im Kompartiment 1 zu diesem Zeitpunkt noch höher als im Kompartiment 2 und als der gemessene endexspiratorische Druck ist, kann man das Phänomen des "Auto-$PEEP$" beobachten: Der Atemwegsdruck steigt bei Einschaltung einer endexspiratorischen Pausenphase (zur Bestimmung des Auto-$PEEP$ wird gewöhnlich die nächste Inspiration unterdrückt) wieder an. Unter Anwendung der Theorie des nichtlinearen Zweikompartimentmodells entsteht "Auto-$PEEP$" immer dann in einem meßbaren Ausmaß, wenn die zur Verfügung stehende Exspirationszeit kürzer als etwa $3 \cdot \tau_1$ beträgt. Für das Kompartiment 1 hat dies zur Folge, daß sowohl die Ventilation als auch die Bewegung des Gewebes dieses Kompartimentes eingeschränkt wird. Aufgrund dieser Überlegungen kann man folgern, daß die Einstellung der konventionellen Beatmung so erfolgen sollte, daß die Exspirationszeit eine ausreichende Länge, gemessen an dem Wert von τ_1 haben sollte. Zu den gleichen Schlußfolgerungen ist auch Heller bei der Optimierung der Beatmung von Früh- und Neugeborenen gekommen [59].

Der Druckwert, bei dem die jeweilige Compliance ihr Maximum annimmt (p_0), wurde in der $ARDS$-Klasse 1 im Kompartiment 1 (welches wie erwähnt durchweg mehr Volumen als das andere Kompartiment erhielt) zwischen 25 und 30 cmH_2O bestimmt, d.h. daß die Beatmung bei diesen Patienten in einem günstigen Bereich der dynamischen Compliance erfolgte. In der $ARDS$-Klasse 2 erhielt jedoch das zweite Kompartiment durchweg mehr Volumen und wies dabei niedrigere Werte von p_0 auf, so daß hier während der Inspiration die dynamische Compliance stetig geringer wurde. Dies wurde nur teilweise durch einen etwas größeren linearen Druckbereich ausgeglichen.

Die Werte des linearen Druckbereiches betrugen zwischen 15 und 30 cmH_2O. Aufgrund der Modelldefinition und der Tatsache, daß der inspiratorische Druck vor allem in der $ARDS$-Klasse 2 in der Größenordnung von 50 cmH_2O lag, wird deutlich, daß die nichtlinearen Eigenschaften des Modells von besonderer Bedeutung sind. Umgekehrt weist das daraufhin, daß unter dynamischen Bedingungen die Dehnbarkeit der Lunge von $ARDS$-Patienten eher einer nichtlinearen Funktion als einer linearen folgt.

Interessant ist ferner, daß sich die Werte von p_0 und p_{lin} durch die unterschiedliche Höhe des endexspiratorischen Druckes kaum änderten. Hieraus kann man schließen, daß die Anwendung von $PEEP$ bei $ARDS$-Patienten grundsätzlich dazu führen kann, daß die Beatmung vor allem gegen Ende der Inspiration unter zunehmend ungünstigeren Verhältnissen - die Compliance betreffend - stattfindet.

Diese Aussagen werden durch die folgenden Abbildungen näher erläutert: In den Abbildungen 6.14 bis 6.17 ist das Verhalten der Compliance in den beiden

ARDS-Klassen getrennt für beide Kompartimente dargestellt. Diese Kurven wurden auf der Basis der Medianwerte (Tabellen 5.12 5.13 5.18 – 5.21) von C_0, p_0 und p_{lin} anhand der Modellgleichung 3.5, Seite 15 für die Meßzeitpunkte $ZDM1$ bis $ZDM4$ ($PEEP$-Stufen 0, 5, 10 und 15 cmH$_2$O) im Druckbereich 0-60 cmH$_2$O berechnet. In beiden Klassen und beiden Kompartimenten ergaben sich nur geringe Unterschiede in den einzelnen Kurvenverläufen. Eine Ausnahme besteht lediglich in der *ARDS*-Klasse 2 im Kompartiment 2 (s.u.). Alle Kurven zeigen eine deutliche Abnahme der Compliance bei Druckwerten von über 40-50 cmH$_2$O. In der *ARDS*-Klasse 1 zeigen die Kurven höhere Compliance-Werte als in der *ARDS*-Klasse 2.

Das Verhalten des Kompartimentes 2 in der *ARDS*-Klasse 2 weist eine Besonderheit auf. Am Meßzeitpunkt 4 ($PEEP$-Stufe +15 cmH$_2$O) steigen p_0 und C_0 an, so daß das Maximum der Kurve nach rechts und oben gegenüber den Kurven an den anderen Meßzeitpunkten verschoben wird (Abbildung 6.14): Dieser Befund weist darauf hin, daß bei dem hohen $PEEP$-Wert in dieser Klasse Öffnungsphänomene aufgetreten sind. Indirekt ist dieses Verhalten auch bei den Werten des inspiratorischen Spitzendruckes bzw. der quasistatischen Compliance erkennbar, die sich zwischen dem $ZDM3$ und $ZDM4$ nicht änderten bzw. leicht zunahmen. Dieser Befund kann als Hinweis darauf gelten, daß in der *ARDS*-Klasse 2 eine Beatmung mit einem $PEEP$ von 15 cmH$_2$O u.U. günstiger gewesen wäre, als die aus anderen Kriterien gewählte Endeinstellung des $PEEP$ von im Mittel 10 cmH$_2$O. In diesem Befund zeigen sich eindeutige Vorteile des nichtlinearen Zweikompartimentmodells gegenüber der Bewertung der differentiellen dynamischen Compliance.

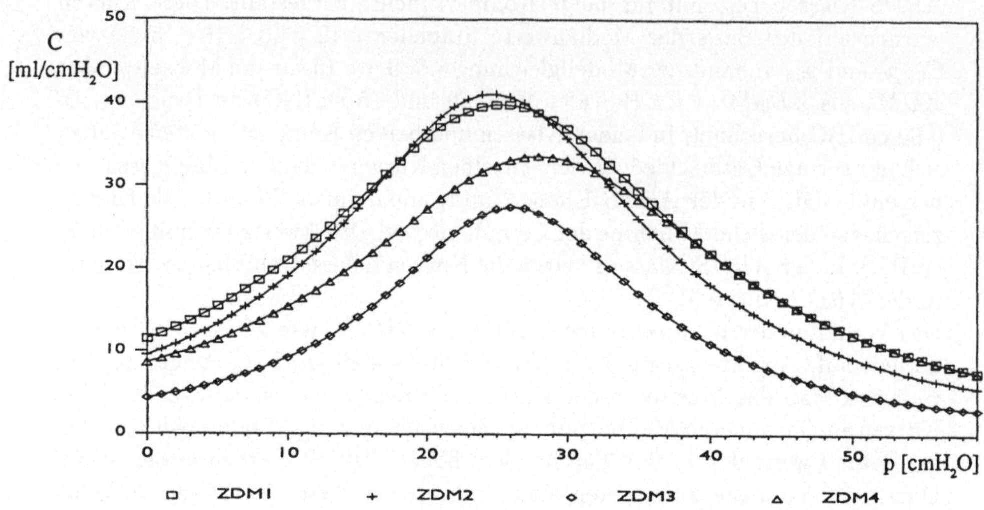

Abb. 6.14. Verlauf der Compliance in Abhängigkeit des Druckes im Kompartiment 1 in der *ARDS*-Klasse 1 an den *ZDM*1 ... *ZDM*4 (*PEEP*-Stufe 0 ... *PEEP*-Stufe +15). Abszisse: Druck in cmH_2O; Ordinate: Compliance in ml/cmH_2O.

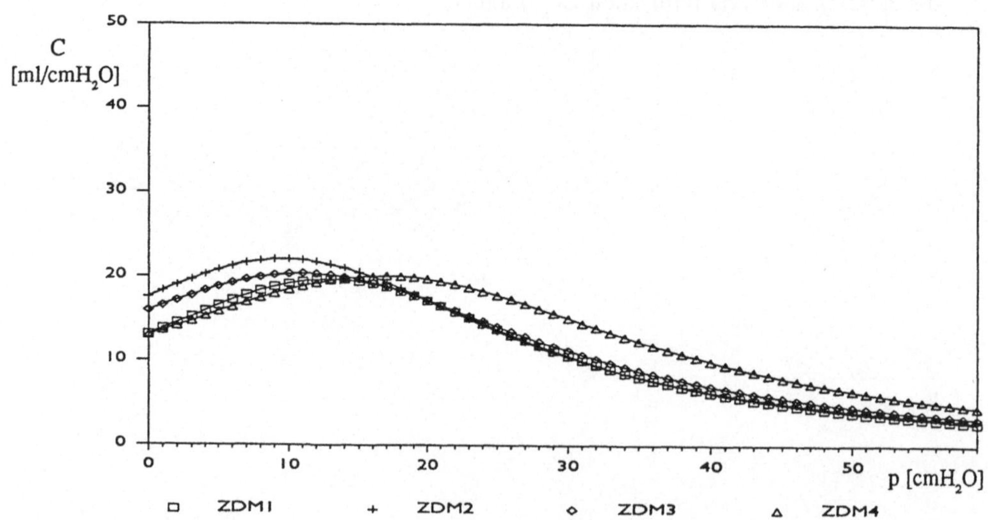

Abb. 6.15. Verlauf der Compliance in Abhängigkeit des Druckes im Kompartiment 2 in der *ARDS*-Klasse 1 an den *ZDM*1 ... *ZDM*4 (*PEEP*-Stufe 0 ... *PEEP*-Stufe +15). Abszisse: Druck in cmH_2O; Ordinate: Compliance in ml/cmH_2O.

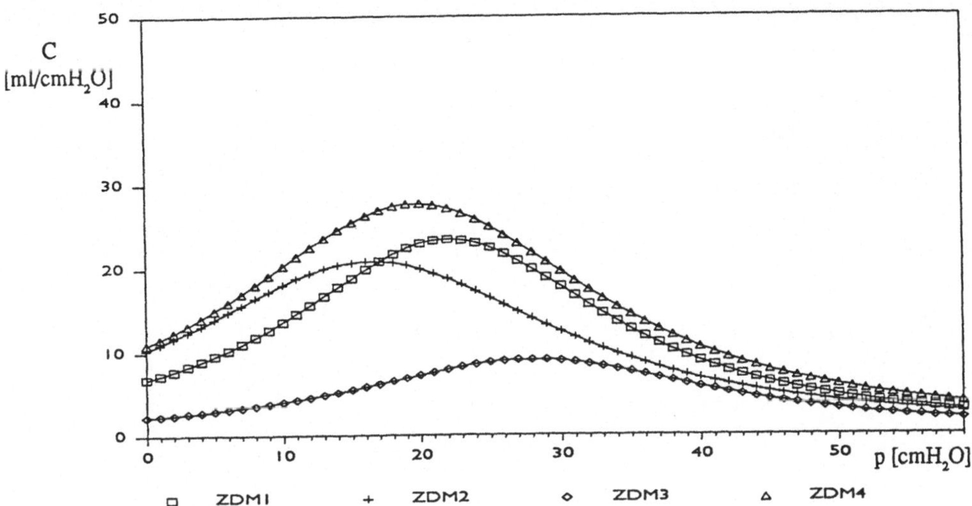

Abb. 6.16. Verlauf der Compliance in Abhängigkeit des Druckes im Kompartiment 1 in der *ARDS*-Klasse 2 an den *ZDM*1 ... *ZDM*4 (*PEEP*-Stufe 0 ... *PEEP*-Stufe +15). Abszisse: Druck in cmH_2O; Ordinate: Compliance in ml/cmH_2O.

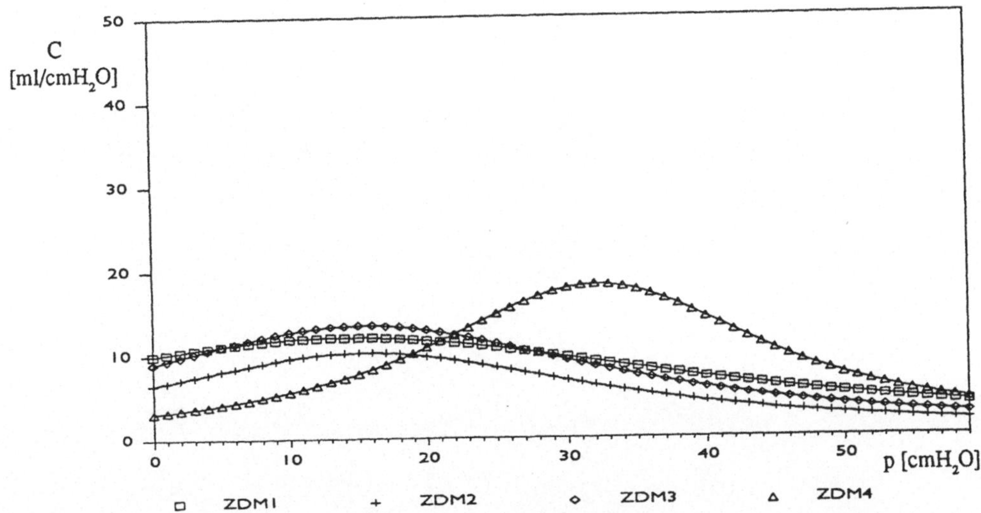

Abb. 6.17. Verlauf der Compliance in Abhängigkeit des Druckes im Kompartiment 2 in der *ARDS*-Klasse 2 an den *ZDM*1 ... *ZDM*4 (*PEEP*-Stufe 0 ... *PEEP*-Stufe +15). Abszisse: Druck in cmH_2O; Ordinate: Compliance in ml/cmH_2O.

7. Weiterentwicklung der maschinellen Beatmung mit Hilfe des nichtlinearen Zweikompartimentmodells

Unter der folgenden Hypothese tragen die Modellstudien zur Weiterentwicklung der maschinellen Beatmung bei: Das nichtlineare Zweikompartimentmodell der Lunge eröffnet die Möglichkeit, die maschinelle Beatmung anhand der Modellparameter der beiden Lungenkompartimente einzustellen bzw. hierdurch zu steuern.
Dadurch erreicht man

- eine gleichmäßigere Gasverteilung in der Lunge,

- eine günstige Beeinflussung des Gasaustausches,

- eine geringe mechanische Traumatisierung des Lungengewebes,

- eine ausgeprägtere innere Bewegung des Lungengewebes und

- eine automatische Adaptation der Beatmung an sich ändernde Verhältnisse im Lungengewebe.

Mit den derzeit vorhandenen Beatmungsgeräten können solche Untersuchungen nicht durchgeführt werden, da bei ihnen bis heute die Möglichkeit einer Computersteuerung nicht oder nur in geringem Ausmaß gegeben ist. Im folgenden soll daher über weiterführende Arbeiten berichtet werden, die sich aus den geschilderten Untersuchungen ergeben haben, teilweise abgeschlossen sind oder derzeit durchgeführt werden.

7.1 Ein Beatmungsgerät mit Computersteuerung

Es wurde ein Beatmungsgerät entwickelt, welches in allen Funktionen durch einen Personalcomputer gesteuert werden kann. Dies war erforderlich, da die Modifikationen vorhandener Geräte nach den Bestimmungen der Medizingeräteverordnung für die Anwendung am Patienten nicht zulässig ist.
Das Gerät besteht aus einem pneumatischen und einem elektronischen Teil. In Abbildung 7.1 ist der Gaslaufplan des pneumatischen Teils schematisch dargestellt: Druckluft und Sauerstoff kommen aus der externen Gasversorgung. Der

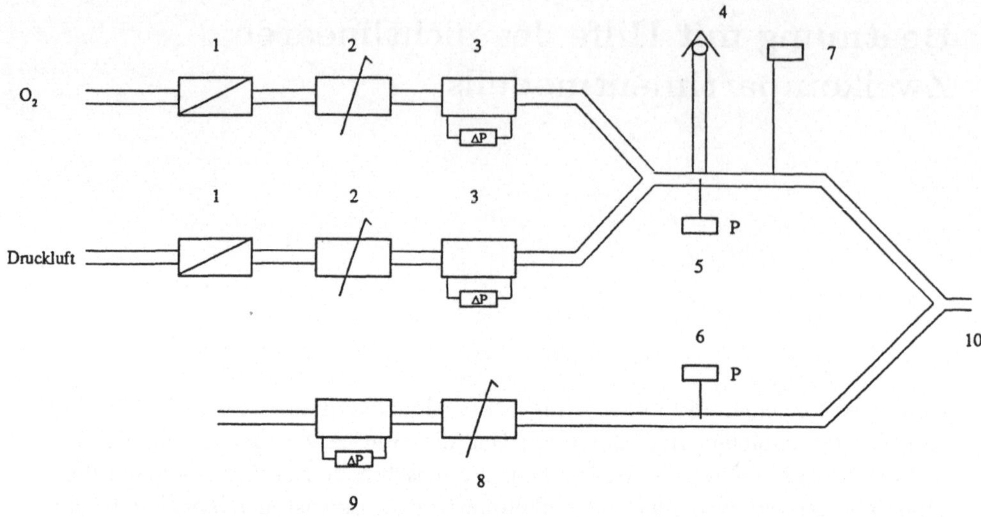

Abb. 7.1. Schematische Darstellung des pneumatischen Teils des Beatmungsgerätes. (1=Druckminderer, 2=Proportionalventil, 3=Flußmessung Inspiration, 4=Sicherheitsventil, 5=Druckmessung Inspiration, 6=Druckmessung Exspiration, 7=Raumluftventil und O₂-Messung, 8=Exspirationsventil, 9=Volumenmessung Exspiration, 10=Patienten-Anschluß)

Arbeitsdruck beider Gase wird mit Hilfe von Druckminderern auf 3 bar eingestellt. Auf der Inspirationsseite finden zwei Proportionalventile mit nachgeschalteten Flußwandlern Verwendung. Diese Flußwandler dienen zur elektronischen Rückkopplung der Proportionalventile und gleichzeitig zur Messung des inspiratorischen Volumens. Hiermit wird sowohl der inspiratorische Gesamtfluß gesteuert als auch die Mischung von Sauerstoff und Druckluft in jedem gewünschten Verhältnis vorgenommen. Bevor das Gasgemisch das Gerät verläßt, wird der Druck gemessen; ferner befinden sich hier zur Sicherheit je ein Überdruck- und ein Raumluftventil. Auf der Exspirationsseite befinden sich ein zweiter Druckmesser, das Ausatemventil, das *PEEP*-Ventil und eine elektronische Strömungsmessung, mit der das exspiratorische Minutenvolumen des Patienten bestimmt wird.

Der elektronische Teil des Beatmungsgerätes ist in Abbildung 7.2 schematisch dargestellt. Er besteht aus drei voneinander völlig unabhängigen Komponenten, die Daten über verschiedene Schnittstellen austauschen:

1. Einem Mikroprozessor, welcher über eine 8 Bit Parallelschnittstelle die verschiedenen Ventile steuert. Hier sind Sicherheitsmaßnahmen integriert, die das Gerät nach spätestens 100 msec in einen für den Patienten un-

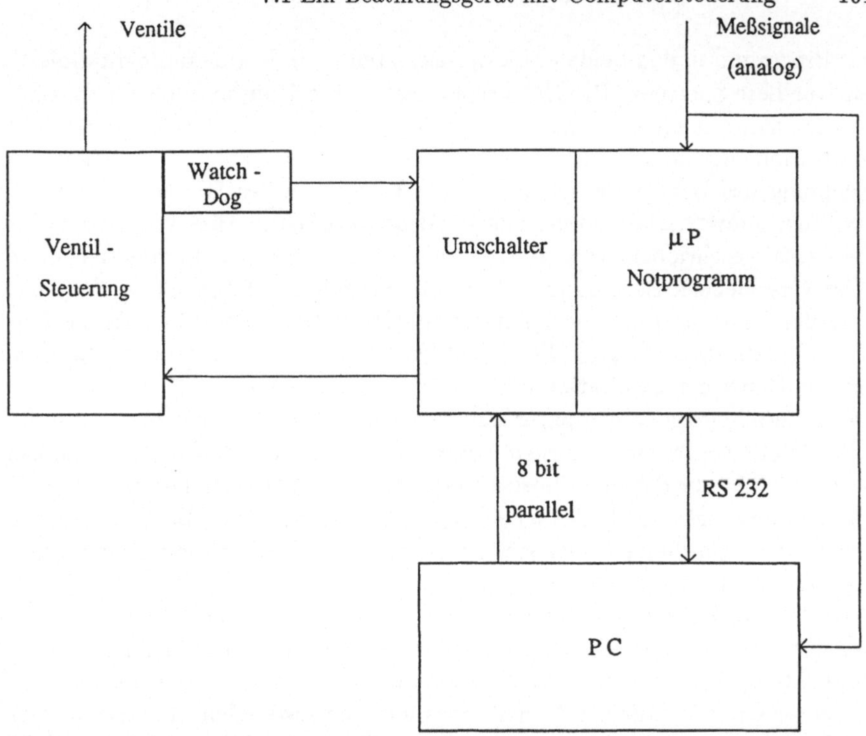

Abb. 7.2. Schematische Darstellung der Elektronik des Beatmungsgerätes (Erläuterungen siehe Text)

gefährlichen, definierten Zustand bringen, wenn die Steuersignale ausfallen (sog. Watchdog-timer).

2. Einem weiteren Mikroprozessor, der den Datenfluß in dem Netzwerk überwacht und bei einer Störung der Kommunikation mit dem Hauptrechner (siehe 3.) ein einfaches Notbeatmungsprogramm erzeugt. Dieser Computer verfügt über 3 digitale Schnittstellen und einen 16 Kanal 8-bit AD-Wandler. Eine Schnittstelle kommuniziert mit der Ventilsteuerung, zwei weitere mit dem Personalcomputer. Mit Hilfe des AD-Wandlers werden Beatmungsdrucke und Gasfluß gemessen. Ferner werden hier alle Betriebsspannungen und der Druck der Versorgungsgase gemessen und überwacht. Im Falle einer Störung gibt dieser Prozessor netzunabhängig Alarm (batteriegepuffert).

3. Die Hauptsteuerung übernimmt ein Personal-Computer des Industriestandard-AT-Typs, der mittels einer RS-232 Schnittstelle mit dem Programm des Einplatinencomputers kommuniziert und dann selbst die komplette Steuerung des Beatmungszyklus übernimmt. Hierdurch ist es möglich, nahezu beliebige Atemmuster durch das Programm zu erzeugen und in der Praxis anzuwenden.

Das Programm in den beiden Mikroprozessoren ist in je einem programmierbaren Nur-Lese-Speicher (PROM) gespeichert. Diese Programme sind spezifisch für die entsprechenden Aufgaben ausgelegt und erlauben keine direkte Kommunikation mit dem Arzt, der das Beatmungsgerät bedient. Die eigentliche Steuerung des Beatmungszyklus und die Bedienung des Gerätes erfolgt über das Programm, welches auf dem Personalcomputer läuft. Dieses ist in der Sprache Pascal geschrieben, verfügt über eine komfortable Benutzeroberfläche und weist verschiedene Beatmungsformen auf. Eingaben erfolgen ohne die Benutzung der Tastatur mit einem Zeigegerät (Maus), mit dem die verschiedenen Felder unten im Bild "angeklickt" werden können. Auf diese Weise kann man z.B. die Dauer der Inspiration erhöhen bzw. erniedrigen.

Der steuernde Personalcomputer kann seinerseits Kommandos über eine serielle Schnittstelle von einem externen Computer empfangen. Auf diese Weise kann ein Computer, der das nichtlineare Zweikompartimentmodell berechnet, die Ergebnisse aus dieser Kalkulation direkt in Steuerdaten des Beatmungsgerätes umwandeln. Auf dieser Ebene sind Sicherheitsvorkehrungen selbstverständlich, d.h. daß der Steuermechanismus nur innerhalb gewisser, vom Arzt vorgegebener Grenzen, die Beatmungsdaten variieren kann.

Bei einem Beatmungsgerät sind besondere Anforderungen an die Sicherheit zu stellen. Durch die vernetzte Struktur von 3 unabhängigen Prozessoren, von denen jeder einen möglichen Ausfall eines anderen feststellen und entsprechend reagieren kann, ist die Gerätesicherheit bei dem vorgestellten Entwicklungstyp sehr hoch. Von den Prüfbehörden wird in der Regel nur ein Doppelprozessorsystem verlangt. Das Beatmungsgerät wurde in der vorliegenden Prototyp-Version von der zuständigen Behörde geprüft und erhielt eine Sondererlaubnis gemäß MedGV zur Anwendung am Patienten. Das Sicherheitskonzept erwies sich dabei als so gut, daß die technische Unbedenklichkeit des Gerätes unabhängig von der Art des Programmes im Personalcomputer bescheinigt wurde. Dies gerade ist eine Voraussetzung für die wahlfreie Programmierung des Gerätes und die Realisierung neuer Beatmungsformen.

7.2 Beatmung mit zwei unterschiedlichen Beatmungsfrequenzen, die sich an den Zeitkonstanten der Kompartimente orientieren.

Die Anpassung des nichtlinearen Zweikompartimentmodells ergab Werte für die Zeitkonstante im Kompartiment 1 im Median zwischen 0,7 und 1,5 Sekunden in der *ARDS*-Klasse 1; in der *ARDS*-Klasse 2 waren die Werte etwas niedriger. In Einzelfällen wurden Werte für τ_1 von bis zu 8 Sekunden berechnet. Im Kompartiment 2 betrugen die Werte im Median zwischen 0,17 und 0,31 Sekunden. Bei einer konventionellen Beatmung ist damit die zur Verfügung stehende Exspirationszeit u.U. nicht ausreichend, um das 1. Kompartiment vollständig zu entlüften, so daß dort ca. 10-30% des Volumens nicht ausgeatmet werden (das Kompartiment mit der kurzen Zeitkonstante ist bereits wesentlich früher entlüftet). Um eine weitgehend vollständige Entlüftung auch des 1. Kompartimentes zu erreichen, wäre aber eine längere Exspirationszeit (z.B. $3 \cdot \tau_1$) erforderlich. Dies könnte man durch Änderung des Atemzeitverhältnisses in gewissen Grenzen erreichen, u.U. ist auch die Herabsetzung der Atemfrequenz nötig.

Ferner wurden bei der Beatmung von Patienten der *ARDS*-Klasse 2 relativ hohe Spitzendrucke in der Inspiration erreicht. Diese wären durch Verringerung des Atemzugvolumens zu vermeiden. Um das Atemminutenvolumen auf dem gewünschten Wert zu halten, bedingt diese Verringerung gleichzeitig eine Erhöhung der Atemfrequenz (dieses Verfahren entspricht dem Vorgehen im Rahmen der vorgelegten Untersuchung). Hierdurch wird aber wiederum die Exspirationszeit verkürzt, so daß die oben genannten Probleme, die mit der Zeitkonstante des Kompartimentes 1 zusammenhängen, eher zunehmen. Um sowohl das Atemzugvolumen verringern zu können als auch gleichzeitig die zur Verfügung stehende Exspirationszeit zu vergrößern, wurde eine neue Beatmungsform mit zwei überlagerten Beatmungsfrequenzen (Zweifrequenzbeatmung) definiert.

Die Grundidee einer Zweifrequenzbeatmung dieser Art geht auf Arbeiten zurück, die gemeinsam mit Heller in den Jahren 1974 - 1986 (Heller und Heinrichs 1979, [58]; Heller 1986, [59]) an beatmeten Früh- und Neugeborenen durchgeführt wurden. In wesentlicher Erweiterung dieser Arbeiten stehen jetzt für die Beatmung Erwachsener durch die Anwendung der Zwei-Kompartiment-Modell-Anpassung Daten zur Justierung der verschiedenen Parameter zur Verfügung.

Die Zweifrequenzbeatmung ist so definiert, daß zunächst ein gößerer Atemhub vom Gerät an den Patienten geliefert wird. Die Größe dieses Atemhubes wird aus den Daten der Modellanpassung gewonnen und so bemessen, daß der Atemzug symmetrisch um das Maximum der dynamischen Compliance im Kompartiment 1 appliziert wird. In den meisten Fällen ist das Atemzugvolumen dann um 10-15% kleiner als unter konventioneller Beatmung. Hierzu ist auch die Wahl eines bestimmten endexspiratorischen Druckes notwendig. Die Exspirationszeit dieses Atemhubes wird auf das 3-5-fache der Zeitkonstante des Kompartimentes 1 verlängert. Da hierdurch Atemfrequenz und *AMV* abnehmen, werden in der Exspirationsphase Atemhübe mit kleinem Zugvolumen und höherer Frequenz eingeschaltet. Die Zykluszeit der schnellen Beatmungsfrequenz wird auf den 3-fachen Wert der Zeitkonstante des zweiten Kompartimentes eingestellt, hiervon dienen 33% der Inspiration und 67% der Exspiration. Der inspiratorische Fluß der kleinen Atemhübe wird so berechnet, daß das ursprüngliche Atemminutenvolumen (vor Verlängerung der Exspirationszeit) wieder erreicht wird. Durch diese Beatmungsform ist es möglich, beide Funktionskompartimente besser und gleichmäßiger zu be- und entlüften. Darüberhinaus wird das ganze Atemminutenvolumen mit einem Beatmungsdruck an die Lunge abgegeben, der in einem günstigen Bereich der Compliance liegt. Somit ist zu erwarten, daß der Beatmungsdruck hierdurch verringert und eine mögliche Traumatisierung der Lunge vermieden wird.

7.2.1 Simulation der Zweifrequenzbeatmung mit Hilfe des nichtlinearen Zweikompartimentmodells

Das Simulationsprogramm des nichtlinearen Zweikompartimentmodells wurde für diese Beatmungsform erweitert. In Abbildung 7.3 ist eine Simulation mit normaler kontrollierter Beatmung dargestellt. Die Parameter entsprechen weitgehend (auf glatte Werte gerundet, um das Prinzip der Zweifrequenzbeatmung klarer zeigen zu können) den Ergebnissen der Modellanpassung von einer Meßserie des Patienten Nr. 12 ($ARDS$-Klasse 2) bei einem $PEEP$ von 10 cmH$_2$O. Diese Meßserie zeichnet sich durch einen besonders großen Unterschied der charakteristischen Zeiten aus; die Werte der Parameter sind in Tabelle 7.1 aufgeführt:

Tabelle 7.1. Parameter der Modellanpassung einer Meßserie von Patient 12 ($ARDS$-Klasse 2), die auf glatte Werte gerundet wurden.

t_{insp}:	2	sec
t_{pause}:	1	sec
t_{exsp}:	3	sec
AZV:	800	ml
$PEEP$:	10	cmH$_2$O
R_1:	45	cmH$_2$O/l/sec
C_{01}:	30	ml/cmH$_2$O
R_2:	20	cmH$_2$O/l/sec
C_{02}:	10	ml/cmH$_2$O
p_{01}:	25	cmH$_2$O
p_{lin1}:	10	cmH$_2$O
p_{02}:	25	cmH$_2$O
p_{lin2}:	10	cmH$_2$O

Man erkennt in der Abbildung 7.3, daß der Druckverlauf am Tubus weitgehend dem des Kompartimentes 2 entspricht, während sich die Druckwerte im Kompartiment 1 im Laufe des Atemzyklus nur gering ändern. Der Spitzendruck am Ende der Inspiration beträgt 60 cmH$_2$O. In der Druck-Volumen-Kurve sieht man, daß der Verlauf der Kurve dem einer Typ III Kurve mit einem sehr flachen Verlauf am Ende der Inspiration entspricht.

In der Abbildung 7.4 ist die Simulation unter Anwendung der Zweifrequenzbeatmung gezeigt, wobei die Modellparameter unverändert blieben. Das Atemzugvolumen wurde um 100 ml auf 700 ml verringert. Aufgrund der Zeitkonstante τ_1 von 1.35 sec wurde die Exspirationszeit jetzt auf 5,5 Sekunden eingestellt und in dieser Zeit 5 kleine Beatmungszyklen mit einer Frequenz von 1,3 Hz interponiert. Die Inspirationszeit der schnellen Atemzyklen betrug 0,25 sec, die Exspirationszeit 0,5 sec. Da das Volumen der kleinen Atemzüge jetzt 100 ml beträgt, entspricht das abgegebene Minutenvolumen relativ genau demjenigen

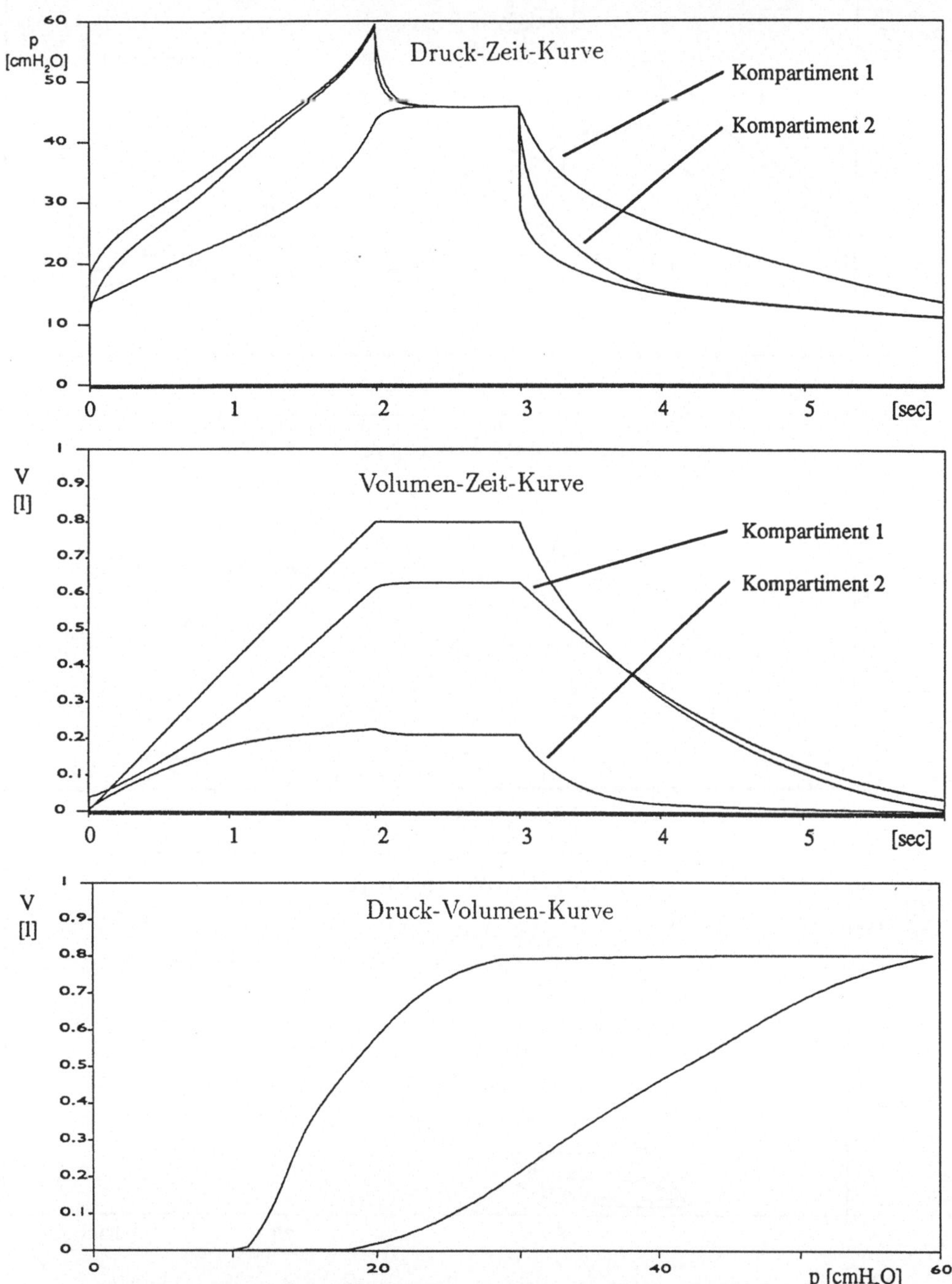

Abb. 7.3. Simulation mit den Parametern der Tabelle 7.1
Man beachte den hohen Spitzendruck aufgrund der Überdehnungserscheinungen am
Ende der Inspiration. Dieser Druck ist im Kompartiment 2 relativ stark wirksam.

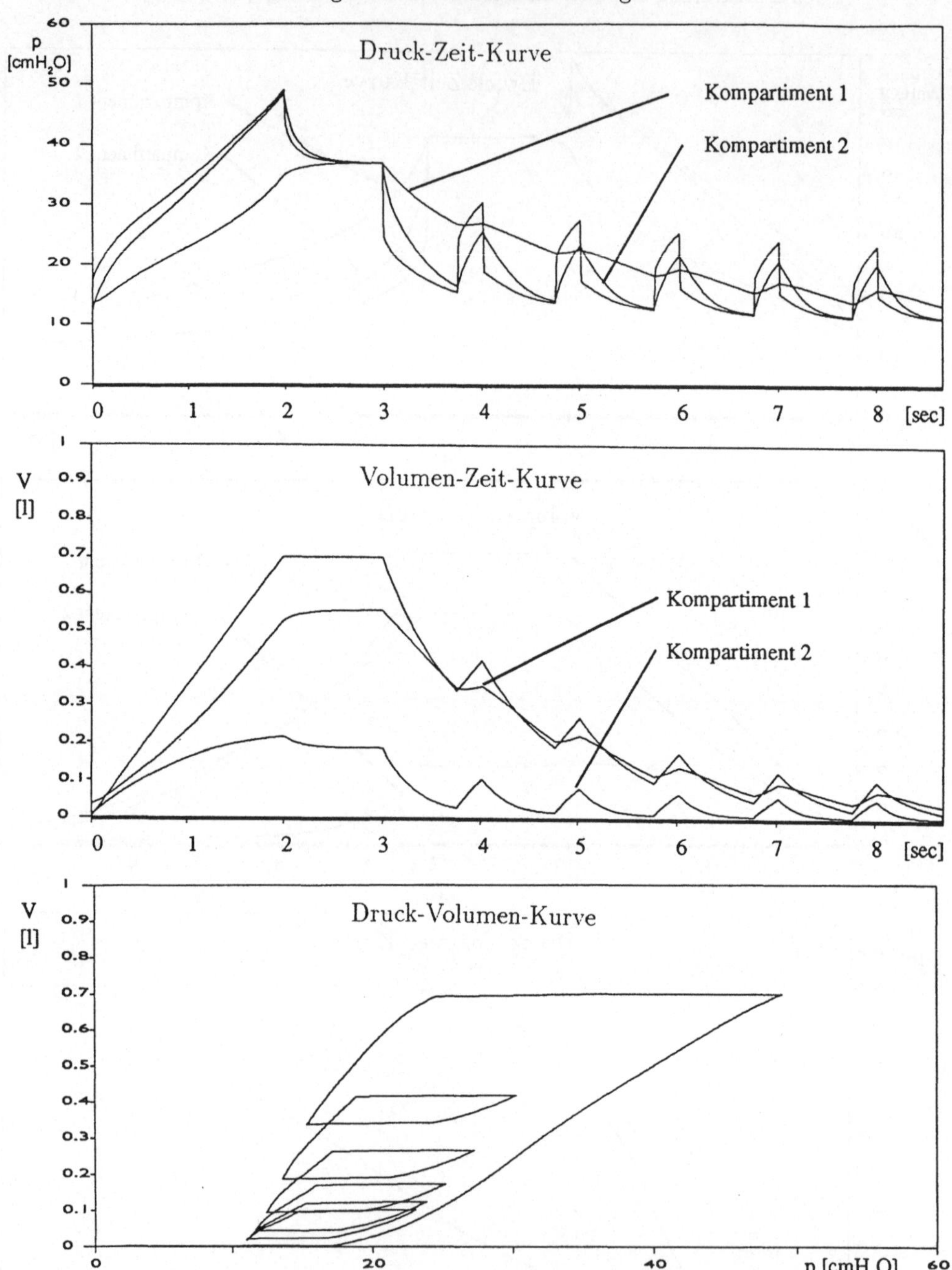

Abb. 7.4. Simulation unter den gleichen Bedingungen wie in der Abbildung 7.3, jetzt aber in Form der Zweifrequenzbeatmung. Man erkennt, daß der Spitzendruck und auch die Druckwerte in den beiden Kompartimenten erheblich niedriger sind, obwohl das Atemminutenvolumen sich nicht von dem der Simulation in Abbildung 7.3 unterscheidet.

vor Umstellung auf Zweifrequenzbeatmung. Die Simulation zeigt wiederum, daß
der am Tubus bestimmte Druck weitgehend dem des Kompartimentes 2 entspricht. Man erkennt aber jetzt, daß der Spitzendruck nur noch 50 cmH$_2$O
beträgt; darüberhinaus ist auch die Druck-Volumen-Kurve insgesamt steiler ge-
worden und weist eine höhere differentielle dynamische Compliance am Ende
der Inspiration auf.

In dem vorgestellten Fall hätte man mit der Zweifrequenzbeatmung den inspiratorischen Spitzendruck immerhin um 10 cmH$_2$O bei gleichbleibendem Minutenvolumen senken können. Die Applikation der maschinellen Beatmung wäre in
einem günstigeren Bereich der Lungencompliance erfolgt. Dem zu erwartenden
Einwand, daß möglicherweise die Totraumventilation bei dieser Beatmungsform
angestiegen und somit der Gasaustausch global verschlechtert worden wäre,
kann man derzeit nur mit den gleichen Argumenten entgegen treten, die für die
Hochfrequenzbeatmung gelten: Es gibt offensichtlich neben der Konvektion der
Atemgase andere Möglichkeiten des Gastransportes in der Lunge. Die Zweifrequenzbeatmung würde vermutlich auch die Hauptnachteile der Hochfrequenzbeatmung (mangelnde CO$_2$-Elimination) geringer oder gar nicht aufweisen, da
weiterhin "große" Atemhübe appliziert werden.

7.2.2 Vorläufige Bewertung der Zweifrequenzbeatmung

Mit Hilfe dieser Beatmungsform, deren Parameter aus atemmechanischen Daten berechnet werden können, ist es möglich, eine Optimierung der Beatmung
gezielt und in naher Zukunft auch automatisch (closed loop) zu realisieren. Unter Optimierung wird in diesem Zusammenhang verstanden:

1. Die mechanische Beanspruchung des Lungengewebes wird kleiner, da die
   Beatmungsdrucke in den einzelnen Kompartimenten abnehmen.

2. Beide Funktionskompartimente der Lunge werden gleichmäßiger be- und
   entlüftet. Hierdurch kann eine Verbesserung des Gasaustausches erwartet
   werden.

3. Das Lungengewebe wird stärker bewegt (Zunahme der Ventilation in den
   verschiedenen Kompartimenten). Hierdurch kann der Lymphfluß in der
   Lunge erleichtert werden und somit ein erhöhtes Lungenwasser abnehmen.

Es sind jedoch zur Klärung dieser Fragen eine Reihe weiterführender Studien
erforderlich. Die theoretischen Grundlagen und die Werkzeuge hierfür wurden
im Rahmen der vorliegenden Arbeit erstellt.

8. Schlußfolgerungen

Im Rahmen dieser Untersuchung ergaben sich typische Befunde der Hämodynamik, des pulmonalen Gasaustausches und der Atemmechanik für Patienten mit *ARDS* leichten bzw. schweren Grades. Die vorgenommene Bewertung des Schweregrades der Lungenerkrankung nach dem Lung-Injury-Score fand ihren Niederschlag auch in anderen Befunden, die selbst nicht zur Klassifizierung herangezogen wurden. Die Durchführung einer Meßserie in mehreren *PEEP*-Stufen zwischen 0 und 15 cmH$_2$O erwies sich erneut als geeignetes Manöver, um eine Beurteilung der maschinellen Beatmung mit *PEEP* bei *ARDS*-Patienten zu erlauben.

Wenn auch die Sicherstellung eines ausreichenden Sauerstoffangebotes das oberste Gebot der cardio-respiratorischen Therapie von *ARDS*-Patienten sein muß, ist die Bestimmung dieses Parameters zur Beurteilung der maschinellen Beatmung wenig geeignet, da ein bei schwerem *ARDS* erniedrigter arterieller Sauerstoffgehalt durch ein erhöhtes Herzzeitvolumen kompensiert wird. Ferner trat weder eine Änderung des Sauerstoffangebotes im untersuchten *PEEP*-Bereich zwischen 0 und +15 cmH$_2$O ein noch war es zu irgendeinem Zeitpunkt kritisch niedrig. Anhand der Befunde der Hämodynamik und des pulmonalen Gasaustausches werden daher durch die vorliegenden Ergebnisse diejenigen Arbeiten unterstützt, die für die Wahl der Höhe des endexspiratorischen Druckes den niedrigsten Wert empfehlen, bei dem die inspiratorische Sauerstoffkonzentration einerseits nicht höher als 50-60% sein muß und andererseits die Oxygenierung des arteriellen Blutes (paO2 > 60 mmHg) ausreichend ist. Das ältere Konzept eines "optimalen" *PEEP*-Wertes würde sowohl höhere *PEEP*-Werte erforderlich machen als auch die Lunge durch die Beatmung mit hohen Beatmungsdruckwerten mechanisch traumatisieren.

Die maschinelle Beatmung kann durch die Analyse der dynamischen Vorgänge während der Inspirations- und Pausenphase gezielter beurteilt werden als durch die quasistatische bzw. dynamische Compliance einerseits oder durch die Registrierung der statischen Druck-Volumen-Beziehung mit Hilfe eines Low-Flow-Manövers oder der stufenweisen Insufflation der Lunge andererseits. Die Bestimmung der differentiellen dynamischen Compliance mit Hilfe einer einfachen Funktion (Polynom 3. Grades) kann durch die Verwendung eines nichtlinearen 2-Kompartiment-Modells, welches sich eng an die aus pathophysiologischer Sicht zu erwartenden Verhältnisse beim *ARDS* anlehnt, weiter verbessert bzw. abgelöst werden.

Wesentliche Eigenschaften des vorgestellten Modells sind:

1. Es werden zwei Funktionskompartimente dargestellt, die sich vor allem durch den Wert der charakteristischen Zeiten (τ) unterscheiden. Diese Eigenschaft wird durch die häufige Beobachtung von Ausgleichsvorgängen in der Pausenphase unterstützt, die sich in einem langsamen Abfall des am Tubus gemessenen Druckes in dieser Phase anzeigen. Bei schwerem *ARDS* ist ein Zweikompartimentverhalten praktisch in allen Fällen zu beobachten, bei leichten Verlaufsformen in etwas geringerer Häufigkeit.

2. Die Funktionskompartimente weisen ein nichtlineares Verhalten der Compliance in Abhängigkeit des Druckes auf. Diese Eigenschaft wird durch die frequente Beobachtung von nichtlinearen Verläufen der inspiratorischen Druck-Zeit-Kurve bzw. des inspiratorischen Teils der Druck-Volumen-Kurve unterstützt. Das Modellverhalten orientiert sich an den zu erwartenden Gegebenheiten: Die Compliance weist in Abhängigkeit des Druckes einen maximalen Wert auf und nimmt symmetrisch um diesen Wert herum ab, ohne negative Werte zu erreichen. Dieses Verhalten weist auch der Lungensurfactant auf, der einen wesentlichen Einfluß auf die Art und Weise der Lungendehnbarkeit hat.

3. Das Modell kann erfolgreich an die unterschiedlichsten atemmechanischen Registrierungen angepaßt werden. Die mittlere Abweichung der Modell-Druckwerte von den gemessenen Werten beträgt in über 2/3 der Fälle weniger als 1 cmH$_2$O. Bei denjenigen atemmechanischen Registrierungen, bei denen die Modellanpassung nur mit größeren Abweichungen möglich ist, kann die Ursache hierfür anhand des Nachweises von Artefakten oder anderen Unregelmäßigkeiten gefunden werden.

4. Der Schweregrad des *ARDS* findet seinen Ausdruck auch in den angepaßten Modellparametern. Dies spricht dafür, daß das Modell tatsächlich in der Lage ist, die dynamischen Verhältnisse der *ARDS*-Lunge unter maschineller Beatmung darzustellen.

5. Die charakteristische Zeit des "langsamen" Kompartimentes entspricht sehr gut den globalen Zeitkonstanten der Lunge, die in anderen Arbeiten aus der Analyse der Exspiration gewonnen wurden.

6. Die charakteristische Zeit des "schnellen" Kompartimentes ist so klein, daß im Inneren dieses Kompartimentes der inspiratorische Spitzendruck relativ stark wirksam ist und dazu führen kann, daß das Lungengewebe im Bereich dieses Kompartimentes überdehnt wird.

7. Durch die Analyse der angepaßten Modellparameter lassen sich detaillierte Informationen über die Auswirkungen der Beatmung in der Lunge gewinnen. Damit ist es auch möglich, die Beatmungsparameter so anzupassen,

daß die Traumatisierung der Lunge durch die maschinelle Beatmung so gering wie möglich ausfällt.

8. Die Anwendung des 2-Kompartiment Modells gestattet es, die Auswirkungen von Änderungen der Beatmungsparameter vorauszuberechnen. Andere Phänomene wie z.B. "Auto-$PEEP$" werden hierdurch kalkulierbar und müssen nicht mit Hilfe eines komplizierten Manövers gemessen werden.

Besonders die Tatsache, daß offenbar Funktionskompartimente in der Lunge aufgrund einer sehr niedrigen charakteristischen Zeit τ nicht nur - wie weit verbreitet angenommen wird - durch den Pausendruck, sondern auch teilweise durch den Spitzendruck während der Beatmung belastet werden, verdient Beachtung. Diese Effekte sind unter Anwendung der höheren $PEEP$-Werte noch ausgeprägter zu beobachten gewesen. Hieraus folgt, daß die Beatmung bei Anwendung von $PEEP$ so modifiziert werden kann, daß das Atemzugvolumen gesenkt und hierfür zur Erhaltung eines geforderten Atemminutenvolumens die Atemfrequenz kompensatorisch angehoben werden kann. Der höchste Wert der Beatmungsfrequenz, der hierbei noch sinnvoll ist, kann aus der charakteristischen Zeit des "langsamen" Kompartimentes hergeleitet werden, indem man z.B. dafür sorgt, daß zur Entlüftung dieses Kompartimentes noch ein Intervall der 2-3 fachen Länge dieser Zeit zur Verfügung steht.

Die Erkenntnisse, die mit diesem nichtlinearen Zweikompartimentmodell gewonnen wurden, tragen zur Weiterentwicklung der maschinellen Beatmung bei und lassen ferner eine Beatmung möglich erscheinen, die auf der Basis atemmechanischer Untersuchungen gesteuert wird. So dienen die Modellparameter bei der vorgeschlagenen Form der Zweifrequenzbeatmung zur Ermittlung der verschiedenen Beatmungsparameter, d.h. der beiden Frequenzen, der beiden Atemzugvolumina und weiterer charakteristischer Werte, die die Effizienz der Beatmung bestimmen.

Schließlich sei noch betont, daß die in dieser Arbeit vorgestellte Methodik auf Messungen beruht, die ohne invasive Maßnahmen und ohne Änderung der normalen maschinellen Beatmung erhoben werden können.

Jedes Therapiekonzept muß letztendlich an dem klinischen Erfolg gemessen werden, der mit ihm erreicht wird. Der Nachweis eines klinischen Erfolges kann jedoch sehr schwierig sein, wenn - wie es für das $ARDS$ zutreffend ist - verschiedene Faktoren pathophysiologisch für den Ablauf der Erkrankung verantwortlich sind. Die Beatmungstherapie nimmt bei der Behandlung des $ARDS$ zwar eine Schlüsselposition ein, sie kann ein $ARDS$ jedoch nicht kausal heilen:

- Es ist unbestritten, daß ein $ARDS$ ohne künstliche Beatmung kaum überlebt werden kann. Der Art und Weise, wie diese durchgeführt wird, kommt eine große prognostische Bedeutung zu. Dabei kann die Beatmungstherapie auch einen schädigenden Einfluß auf die Lunge ausüben und Ursache von Komplikationen während der Behandlung eines $ARDS$ sein.

- Ursächlich für das *ARDS* sind mit hoher Wahrscheinlichkeit metabolische und humorale Faktoren, die durch die Beatmungstherapie nicht direkt beeinflußt werden können. Es vergeht kaum ein Tag, an dem nicht Behandlungsmethoden auf dieser Basis vorgestellt werden, ohne daß man bis heute einen durchschlagenden Erfolg erzielt hätte. Auch für den zeitweiligen Ersatz der Lunge durch ein künstliches Organ konnte bis heute eine Senkung der Mortalität des *ARDS* nicht bewiesen werden. Aus pathophysiologischer Sicht ist die Beatmungstherapie damit ein Adjuvanz, das die Voraussetzungen zum Erfolg einer zukünftigen, möglicherweise kausalen Therapie bereitstellt.

Aus diesem Grund konnte es nicht Ziel dieser Untersuchungen sein, den Beweis zu erbringen, daß durch die Anwendung der vorgestellten Methoden die Überlebensrate von Patienten mit *ARDS* gebessert wird. Die in dieser Arbeit vorgestellten Konzepte zum besseren Verständnis und der sich an individuellen Gegebenheiten orientierenden mechanischen Beatmung fügen einige von vielen noch fehlenden Mosaiksteinchen zu dem Gesamtbild der Therapie des *ARDS* hinzu, indem sie den Weg zu neuen Beatmungskonzepten aufzeigen.

9. Zusammenfassung

In der Therapie des Adult Respiratory Distress Syndrome ($ARDS$) ist die Beatmung mit positivem endexspiratorischem Druck ($PEEP$) zur Sicherstellung einer ausreichenden Oxygenierung des Organismus seit vielen Jahren etabliert. Zur Beurteilung der therapeutischen Effekte des $PEEP$ wurde im Rahmen der vorliegenden Arbeit ein nichtlineares Funktionsmodell der Lunge mit zwei unterschiedlichen Funktionskompartimenten entwickelt und an 17 Patienten mit $ARDS$ unterschiedlichen Schweregrades erprobt.

Die Patienten wurden im Rahmen der Intensivbehandlung der Klinik für Anästhesiologie der Johannes Gutenberg-Universität Mainz einer standardisierten Behandlung unterzogen. Anhand des von Murray et al. vorgeschlagenen "Lung-Injury-Scores" erfolgte eine Zuordnung der Patienten bei leichteren Lungenveränderungen in die "$ARDS$-Klasse 1" und bei ausgeprägten bzw. schweren pulmonalen Veränderungen in die "$ARDS$-Klasse 2".

Klinische Messungen erfolgten im Rahmen einer Meßserie bei unterschiedlichen Werten des $PEEP$ zwischen 0 und 15 cmH$_2$O und bestanden aus:

- Parametern der Hämodynamik (Druckwerte im großen und kleinen Kreislauf, Herzzeitvolumen und hiervon abgeleitete Größen)

- Parametern des pulmonalen Gasaustausches (arterielle und gemischtvenöse Blutgasanalyse und hiervon abgeleitete Größen)

- Atemmechanischen Registrierungen (Beatmungsdruckwerte, Beatmungsvolumina, Computergestützte Registrierung der Druck-Zeit-Kurve und der Fluß-Zeit-Kurve sowie hiervon abgeleitete Größen)

Das nichtlineare Funktionsmodell wurde in Zusammenarbeit mit dem Institut für Physik (Abteilung für nichtlineare Dynamik) in Form einer Computersimulation erstellt. Aufgrund der morphologischen, pathophysiologischen und klinischen Befunde der Lunge im $ARDS$ wurden bereits bei der Entwicklung des Funktionsmodells die folgenden Eigenschaften berücksichtigt:

- Die inhomogene Funktionsstörung der Lunge erforderte ein Modell mit mindestens zwei Funktionskompartimenten.

- Das Verhalten der Lungendehnbarkeit in Abhängigkeit vom intrapulmonalen Druck wurde durch eine nichtlineare Funktion simuliert, die bei einem bestimmten Druck ein Maximum aufweist und keine negativen Werte annimmt. Die Parameter dieser Funktion sind in den beiden Funktionskompartimenten unabhängig voneinander einstellbar.

- Das Modell wurde mit Hilfe eines komplexen Optimierungsprogrammes an die Fluß- bzw. Druck-Zeit-Kurven angepaßt und die Modellparameter mit den klinischen Parametern, die den Schweregrad der Erkrankung bestimmen, verglichen.

Bei den Untersuchungen ergaben sich $ARDS$-typische Befunde der Hämodynamik, des pulmonalen Gasaustausches und der Atemmechanik, die mit der Klassifizierung des Schweregrades nach dem Lung-Injury-Score gut übereinstimmten. Durch die Ergebnisse der klinischen Untersuchungen werden ferner diejenigen Arbeiten unterstützt, die für die Wahl des geeigneten $PEEP$-Wertes von einem minimalen Wert ausgehen, der bei einer inspiratorischen Sauerstoffkonzentration von unter 50-60% eine ausreichende Oxygenierung mit einem paO2 von mehr als 60 mmHg erzielen läßt. Das ältere Konzept des sog. "Best-$PEEP$" ist eher abzulehnen, da ein nach diesen Kriterien ermittelter "optimaler" $PEEP$-Wert die Lunge durch die Beatmung mit hohen Beatmungsdruckwerten mechanisch traumatisieren würde.
Die Beurteilung der maschinellen Beatmung auf der Basis atemmechanischer Registrierungen durch die Analyse der dynamischen Vorgänge erlaubt differenziertere Aussagen über die Auswirkung des positiven endexspiratorischen Druckes als quasistatische oder statische Parameter. Darüberhinaus kann die Registrierung der dynamischen Vorgänge ohne Modifikation der einmal etablierten Beatmung erfolgen.
Bei der Anpassung des nichtlinearen Zweikompartimentmodells an die atemmechanischen Registrierungen von $ARDS$-Patienten wurden folgende Ergebnisse erzielt:

- Die Anpassung des Modells konnte in der Mehrzahl der Fälle mit einer mittleren Abweichung der Modellparameter von den gemessenen Daten von weniger als 1 cmH$_2$O erfolgen.

- Der unterschiedliche Schweregrad des $ARDS$ wird auch durch die verschiedenen Modellparameter angezeigt.

- Die nichtlinearen Eigenschaften des Modells sind von besonderer Bedeutung. Hier liegt ein Vergleich mit den mechanischen Eigenschaften des Lungensurfactant nahe, der die Dehnbarkeit der Lunge vorrangig beeinflußt.

- In den meisten Fällen konnten 2 Kompartimente mit unterschiedlichen charakteristischen Zeiten (Zeitkonstanten, τ) nachgewiesen werden. In der $ARDS$-Klasse 2 war dies nahezu immer, in der $ARDS$-Klasse 1 etwas seltener der Fall.

- Die gefundenen charakteristischen Zeiten des "langsamen" Kompartimentes waren mit den aus der Literatur bekannten "globalen" Zeitkonstanten der Lunge direkt vergleichbar. Dieser Befund ist bemerkenswert und weist auf die Güte der vorgestellten Modells hin, da die in der Literatur beschriebenen Zeitkonstanten stets durch die Analyse der Exspirationsphase ermittelt wurden, während das Modell hierzu die Inspirations- und Pausenphase verwendet.

- Das Kompartiment mit der kurzen charakteristischen Zeit wird während konventioneller kontrollierter Beatmung annähernd mit dem inspiratorischen Spitzendruck belastet, so daß der Begrenzung dieses Druckes eine große Bedeutung zukommt, um das Kompartiment nicht unnötig mechanisch zu schädigen.

Aufgrund der Ergebnisse der Modellanpassung lag es nahe, die maschinelle Beatmung so zu modifizieren, daß sie den dynamischen Eigenschaften der Funktionskompartimente besser gerecht wird. Zu diesem Zweck wurde die sog. "Zweifrequenzbeatmung" so definiert, daß in der Exspirationsphase von relativ niedrigfrequenten Beatmungszyklen kleinere Atemhübe mit höherer Frequenz eingeschaltet werden. Die beiden überlagerten Frequenzen werden dabei an den charakteristischen Zeiten der Modellkompartimente orientiert. Mit Hilfe der Modellsimulation konnte gezeigt werden, daß durch die Anwendung dieser Beatmungsform eine deutliche Senkung des inspiratorischen Druckes möglich und damit eine geringere mechanische Schädigung der Lunge durch die Beatmung zu erwarten ist.

Um die Zweifrequenzbeatmung in der Klinik anzuwenden wurde ein Beatmungsgerät entwickelt, welches durch einen Personalcomputer (PC) gesteuert wird. Dieses Gerät wurde so konstruiert, daß alle wesentlichen Sicherheitsfunktionen in der Gerätesteuerung etabliert sind, der eigentliche Ablauf des Beatmungszyklus jedoch mittels des PC-Programmes kontrolliert wird. Hierdurch ist es möglich, nahezu beliebige Beatmungsmuster zu erzeugen und in der Klinik zu erproben, da die Software des PC's durch den Anwender mit Hilfe von geeigneten Werkzeugen modifiziert werden kann.

Auf diese Weise tragen die in der vorliegenden Arbeit mit Hilfe des nichtlinearen Zweikompartimentmodells gewonnenen Erkenntnisse auch zur Weiterentwicklung der maschinellen Beatmung bei.

Literatur

1. Albert RK (1985) Least PEEP: Primum non nocere. Chest 87:2
2. Alexander JI, Spence AA, Rarikh RK (1973) The role of airway closure in post-operative hypoxemia. Br J Anaesth 45:34
3. Allen JL (1988) (Editorial) Assessing lung function in infants from the shape of forced expiratory flow-volume curves. Am Rev Respir Dis 138:514
4. Angus GE, Thurlebeck WM (1972) Number of alveoli in the human lung. J Appl Physiol 32:483
5. Annest SJ, Gottlieb M, Paloski WH et al. (1980) Detrimental effects of removing end-expiratory pressure prior to intubation. Ann Surg 191:539
6. Anthonisen NR, Danson J, Robertson PC (1969) Airway closure as a function of age. Respir Physiol 8:58
7. Ashbaugh DG (1972) Respiratory distress syndrome. Respiratory diseases. DHEW Publication No 73-432, pp 165-180. National Institutes of Health
8. Ashbaugh DG, Bigelow DB, Petty TL, Levine BE (1967) Acute respiratory distress in adults. Lancet 2:319
9. Bachofen M, Bachofen H, Roth F (1980) Die morphologischen Veränderungen beim ARDS. In: Wolff G, Keller R, Suter PM (Hrsg) ARDS. Akutes Atemnotsyndrom des Erwachsenen. Springer Berlin Heidelberg New York, Seite 19-28
10. Bachofen M, Weibel ER (1974) Basic pattern of tissue repair in human lungs following unspecific injury. Chest 65 (suppl I):14S
11. Bachofen M, Weibel ER (1982) Structural alterations of lung parenchyma in the adult respiratory distress syndrome. Clinics in Chest Medicine 3:35
12. Barach AL, Martin J, Eckmann M (1938) Positive pressure respiration and its application in treatment of acute pulmonary edema. Ann Intern Med 12:754
13. Barach AL, Eckman M, Ginsberg E et al. (1946) Positive pressure respiration studies on general aspects and types of pressure breathing. J Aviation Med 17:290
14. Benzer H, Koller W (1987) Die Strategie der Beatmung. Intensivmed 24:214
15. Bergman NA (1984) Fourier analysis of effects of varying pressure waveforms in electrical lung analogs. Acta Anaesthesiol Scand 28:174
16. Bernard GR, Luce JM, Sprung CL, Rinaldo JE, Tate RM, Sibbald WJ, Kariman K, Higgins S, Bradley RM, Metz CA, Harris TR, Brigham KL (1987) High-dose corticosteroids in patients with the adult respiratory distress syndrome. N Engl J Med 317:1565
17. Beyer A, Sirtl C (1984) Ätiologie und Pathophysiologie des akuten Atemnotsyndroms bei Erwachsenen (ARDS). Anästh Intensivmed 8:301

18. Bone RC, Fisher CJ, Clemmer TP, Slutman GJ, Metz CA (1987) Methylprednisolone Severe Sepsis Study Group: Early methylprednisolone treatment for septic syndrome and the adult respiratory distress syndrome. Chest 92:1032
19. Brunner JX, Wolff G (1988) Pulmonary function indices in critical care patients. Springer Berlin Heidelberg New York London Paris Tokyo
20. Brunner JX, Wolff G, Langenstein H, Cumming G (1985) Reliable detection of inspiration and expiration by computer. Int J Clin Monit Comput 1:221
21. Buist AS, VanFleet DI, Ross BB (1973) A comparison of conventional spirometric tests and the tests of closing volume in an emphysema screening center. Am Rev Respir Dis 107:735
22. Campbell D, Brown J (1963) The electrical analogue of the lung. Br J Anaesth 35:684
23. Carroll GC, Tuman KJ, Braverman B et al. (1988) Minimal positive end-expiratory pressure (PEEP) may be 'best PEEP'. Chest 93:1020
24. Colebatch HJH, Nikov N (1979) Use of an exponential function for elastic recoil. J Appl Physiol 46:387
25. Comroe JH, Forster RE, DuBois AB, Briscoe WA Carlsen E (1962) The Lung: Clinical physiology and pulmonary function tests. Year Book Medical Publishers, Chicago, 2nd ed
26. Cook CD, Mead J, Schreiner GL, Frank NR, Craig JM (1959) Pulmonary mechanics during induced pulmonary edema in anesthetized dogs. J Appl Physiol 14:177
27. Cournand A, Motley HL, Werko L er al (1948) Physiologic studies of the effects of intermittent positive pressure breathing on cardiac output in man. Am J Physiol 152:162
28. Craig DB, McCarthy DS (1972) Airway closure and lung volumes during breathing with maintained airway positive pressures. Anesthesiology 36:540
29. Cullen DJ, Caldera DL (1979) The incidence of ventilator-induced pulmonary barotrauma in critically ill patients. Anaesthesiology 50:185
30. Davison R, Parker M, Harrison RA (1978) Validity of determinations of pulmonary wedge pressures during mechanical ventilation. Chest 73:352
31. Dennis MW, Douglas JS, Casby JU, Stolwijk JA, Bouhuys A (1969) On-line computer for dynamic lung compliance and pulmonary resistance. J Appl Physiol 26:248
32. Dobb GJ (1988) Optimum PEEP: a useful concept? Int Care World 5:114
33. Don HF, Robson JG (1965) The mechanics of the respiratory system during anesthesia. Anesthesiology 26:168
34. Downs JB, Klein EF, Modell JH (1973) The effect of incremental PEEP on paO2 in patients with respiratory failure. Anesth Analg Curr Res 52:210
35. Dreyfuss D, Basset G, Soler P, Saumon G (1985) Intermittent positive-pressure hyperventilation with high inflation pressures produces pulmonary microvascular injury in rats. Am Rev Respir Dis 132:880
36. East TD, Andriano KP, Pace NL (1986) Computer controlled optimization of end-expiratory pressure. Crit Care Med 14:792
37. East TD, Veen JC, Jonker TA, Pace NL, McJames S (1988) Computer-controlled positive end-expiratory pressure titration for effective oxygenation without frequent blood gases. Crit Care Med 16:252

38. Elzinger G, van Grondelle R et al. (1974) Ventricular interference. Am J Physiol 226:941

39. Even P (1977) Ventilation mecanique ventilatoire. In Meyer P (ed) Physiologie Humaine Vol 3. Flammarion Paris pp 1064-1105

40. Falke KJ (1980) Do changes in lung compliance allow the determination of "optimal PEEP"? Anaesthesist 29:165

41. Falke KJ, Pontoppidan H, Kumar A, Leith DE, Geffin B, Laver MB (1972) Ventilation with end-expiratory pressures in acute lung disease. J Clin Invest 51:2315

42. Faymonville ME, Lamy M (1987) Circulatory mediators of ARDS. In: Lawin P, Peter K, van Aken H, Priem Th (Hrsg) 8. Int. Symposium über aktuelle Probleme der Notfallmedizin und Intensivtherapie. INA Bd. 62 Thieme Stuttgart - New York S.1-5

43. Fleisch A (1925) Der Pneumotachograph. Arch Ges Physiol 209:713

44. Fouke JM, Wolin AD (1989) Instrumentation for estimating pulmonary function in patients on positive end-expiratory pressure. Crit Care Med 17:265

45. Fowler AA, Hamman RF, Zerbe GO et al (1985) Adult respiratory distress syndrome (prognosis after onset). Am Rev Respir Dis 132:472

46. Fredberg JJ (1980) Augmented diffusion in the airways can support pulmonary gas exchange. J Appl Physiol Respir Environ Exercise Physiol 49:232

47. Fry DL (1968) A preliminary lung model for simulating the aerodynamics of the bronchial tree. Comput Biomed Res 2:111

48. Gallagher TJ, Civetta JM (1980) Goal-directed therapy of acute respiratory failure. Anesth Analg 59:831

49. Gallagher TJ, Civetta JM, Kirby RR (1978) Terminology update: optimal PEEP. Crit Care Med 6:323

50. Geiger K, Wolff G (1973) Der Einfluß eines verlängerten Inspiriums bei Beatmung wegen respiratorischer Insuffizienz. Thoraxchir 21:414

51. Glaister DH, Schroter RC, Sudlow MF, Milic-Emili J (1973) Bulk elastic properties of excised lungs and the effect of a transpulmonary pressure gradient. Respir Physiol 17:347

52. Glaister DH (1974) Pressure-volume curves and closing volume. Scand J Respir Dis 85:209

53. Glazier JB, DeNardo GL (1966) Pulmonary function studies with the xenon-133 scanning technique. Normal values and a postural study. Am Rev Respir Dis 94:188

54. Grenvik A, Hedstrand U, Sjögren H (1966) Problems in pneumotachography. A Anaesth Scand 10:147

55. Grenvik A, Hedstrand U (1966) The reliability of pneumotachograph in respirator ventilation. A Anaesth Scand 10:157

56. Grunstein MM, Springer C, Godfrey S, Bar-Yishay E, Vilozni D, Inscore SC, Schramm CM (1987) Expiratory volume clamping: a new method to assess respiratory mechanics in sedated infants. J Appl Physiol 62:2107

57. Heinrichs W, Quirin E, Fauth U, Tzanova I, Halmágyi M (1988) Ein On-line Computerverfahren zur Analyse von Druck-Volumen-Beziehungen am beatmeten Intensivpatienten. Anaesthesist 37:642

58. Heller K, Heinrichs W (1979) Ein neues Beatmungsgerät mit Mikroprozessorsteuerung. Anaesthesist 28:409

59. Heller K (1986) Zur Optimierung der Beatmungsbehandlung bei Früh- und Neugeborenen. Springer Berlin Heidelberg New York Tokyo, S.107-109
60. Holm S (1979) A simple sequentially rejective multiple test procedure. Scand J Statist 6:65-70
61. Holzapfel L, Robert D, Perrin F, Blanc PL, Palmier B, Guerin C (1983) Static pressure-volume curves and effect of positive end-expiratory pressure on gas exchange in adult respiratory distress syndrome. Crit Care Med 11:591
62. Hoppin FG, Hildebrandt J (1977) Mechanical properties of the lung. In: West JB (ed) Bioengineering aspects of the lung. Marcel Dekker New York, pp 83-162
63. Hudson LD, Tooker J, Haisch CE (1977) Does compliance reflect optimal oxygen transport with positive end-expiratory pressure? Chest 72:3
64. Janney D (1959) Super-Syringe. Current comment. Anesthesiology 20:709
65. Jansen JRC, Versprille A (1986) Improvement of cardiac output estimation by the thermodilution method during mechanical ventilation. Intensive Care Med 12:71
66. Jardin F, Farcot J, Boisante L et al. (1981) Influence of positive end-expiratory pressure on left ventricular performance. N Engl J Med 304:387
67. Kamm RK, Slutsky AS, Drazen JM (1984) High frequency ventilation. CRC Rev Biomed Eng 9:347
68. Kapancy Y, Weibel ER, Kaplan HP, Robinson FR (1969) Pathogenesis and reversibility of the pulmonary lesions of oxygen toxicity in monkeys. II. Ultrastructural and morphometric studies. Lab Invest 20:101
69. Katz JA, Ozanne GH, Zinn SE et al (1981) Time course and mechanisms of lung volume increase with PEEP in acute pulmonary failure. Anesthesiology 54:9
70. Kirby RR (1979) Ventilatory support and pulmonary barotrauma. Anesthesiology 50:181
71. Kirby RR, Downs JB, Civetta JM, Modell JH, Dannemiller FJ, Klein EF, Hodges M (1975) High level positive end expiratory pressure (PEEP) in acute respiratory insufficiency. Chest 67:156
72. Kumar A, Falke KJ, Geffin B, Aldredge CF, Laver MB, Lowenstein E, Pontoppidan H (1970) Continuous positive-pressure ventilation in acute respiratory failure. New Engl J Med 283:1430
73. Laver MB, Pohost GM, Strauss HN (1980) Hemodynamic adjustments in acute respiratory failure: the role of the right ventricle. In: Peter K (Hrsg) Akute respiratorische Insuffizienz. Anaesthesiologie und Intensivmedizin Bd. 131 Springer Berlin Heidelberg New York S. 104
74. Lazarus G, Schlegelmilch RM (1979) Anwendungsmöglichkeiten der statischen Druck-volumen-Beziehung in der Verlaufskontrolle der respiratorischen Insuffizienz. Anästh Intensivmed 20:142
75. LeSouef PN, Hughes DM, Landau LI (1988) Shape of forced expiratory flow-volume curves in infants. Am Rev Respir Dis 138:590
76. Levis FJ, Shimizu T, Scofield AL, Rosi PS (1966) Analysis of respiration by an on line digital computer. Ann Surg 164:547
77. Lutchen KR, Saidel GM (1986) Estimation of mechanical parameters in multicompartment models applied to normal and obstructed lungs during tidal breathing. IEEE Trans Biomed Eng 33:878
78. Lyager S (1968) Influence of flow pattern on the distribution of respiratory air during intermittent positive-pressure ventilation. A Anaesth Scand 12:191

79. Mankikian B, Lemaire F, Benito S, Brun-Buisson C, Harf A, Maillot JP, Becker J (1983) A new device for measurement of pulmonary pressure-volume curves in patients on mechanical ventilation. Crit Care Med 11:897

80. Matamis D, Lemaire F, Harf A, Brun-Buisson C, Ansquer JC, Atlan G (1984) Total respiratory pressure-volume curves in the adult respiratory distress syndrome. Chest 86:58

81. Mathe JC, Clement A, Chevalier JY, Gaultier C, Costil J (1987) Use of total inspiratory pressure-volume curves for determination of appropriate positive end-expiratory pressure in newborns with hyaline membrane disease. Int Care Med 13:332

82. McIntyre RW, Laws AK, Ramachandran PR (1969) Positive expiration pressure plateau: Improved exchange during mechanical ventilation. Can Anaesth Soc J 16:477

83. Mendler N (1983) Probleme der invasiven arteriellen Druckmessung. In: Jesch F, Peter K (Hrsg.) Hämodynamisches Monitoring. Anaesthesiologie und Intensivmedizin Bd. 156. Springer Berlin Heidelberg New York Tokyo, S. 1-13

84. Milic-Emili J, Gottfried SB, Rossi A (1987) Non-invasive measurement of respiratory mechanics in ICU patients. Int J Clin Monit Comput 4:11

85. Mittmann U (1983) HZV-Messung durch Thermodilution. In: Jesch F, Peter K (Hrsg.) Hämodynamisches Monitoring. Anaesthesiologie und Intensivmedizin Bd. 156. Springer Berlin Heidelberg New York Tokyo, S. 47-55

86. Mitzner W, Permutt S, Weinmann G (1983) A model of airway gas transport during high frequency ventilation (abstract). Ann Biomed Eng 11:61

87. Moore FD, Lyono JH et al. (1969) Posttraumatic pulmonary insufficiency. Saunders Philadelphia

88. Müller-Plathe O, Schlebusch H (1988) Gewinnung und Aufbewahrung von arteriellem Blut. In: Zander R, Mertzlufft FO (Hrsg) Der Sauerstoffstatus des arteriellen Blutes. Karger Basel München Paris London New York New Dehli Singapore Tokyo Sydney, S. 12-18

89. Murphy BG, Engel LA (1978) Models of the pressure-volume relationship of the human lung. Respir Physiol 32:183

90. Murray JF (1975) Editorial. The adult respiratory distress syndrome. (May it rest in peace.) Am Rev Respir Dis 111:716

91. Murray JF, Matthay MA, Luce JM, Flick MR (1988) An expanded definition of the adult respiratory distress syndrome. Am Rev Respir Dis 138:720

92. Myers JC, Reilley TE, Vento JM, McDonald JS, Carey LC, Cloutier CT (1987) Does compliance reflect oxygen delivery in porcine septic respiratory failure treated with positive end-expiratory pressure? Crit Care Med 15:38

93. Niemer M, Nemes C (1979) Datenbuch Intensivmedizin. Gustav Fischer Stuttgart New York

94. Nordbeck H, Hellige G, Kahles H, Kohl FV, Preuße CJ, Spieckermann PG, Bretschneider HJ (1976) Möglichkeiten und Fehlerquellen der Herzzeitvolumen-Überwachung mit Indikatorverdünnungsmethoden (Kälte, Farbstoff, Ficksches Prinzip). In: Zindler M, Purschke R (Hrsg) Neue kontinuierliche Methoden zur Überwachung der Herz-Kreislauf-Funktion. INA Bd. 1, Thieme Stuttgart, S. 114-134

95. Nunn JF (1957) Physiological aspects of artificial ventilation. Br J Anaesth 29:540

96. Nunn JF (1987) Applied respiratory physiology. Third Edition. Butterworths London Boston Durban Singapore Sidney Toronto Wellington.

97. Otis AB, McKerrow CB, Bartlett RA, Mead J, McIlroy MB, Selverstone NJ, Radford EP (1956) Mechanical factors in distribution of pulmonary ventilation. J Appl Physiol 8:427

98. Paiva M, Yernault JC, Eerdeweghe P van, Englert M (1975) A sigmoid model of the static volume- pressure curve of human lung. Respir Physiol 23:317

99. Pardaens J, VanDeWoestijne KP, Clement J (1972) A physical model of expiration. J Appl Physiol 33:479

100. Pedley TJ, Schroter RC, Sudlow MF (1977) Gas flow and mixing in the airways. In: West JB (ed) Bioengineering aspects of the lung. Marcel Dekker New York, pp 163-266

101. Pedley TJ, Sudlow MF, Milic-Emili J (1972) A non-linear theory of the distribution of pulmonary ventilation. Respir Physiol 15:1

102. Perschau RA, Pepine CJ, Nichols WN et al (1979) Instantaneous blood flow responses to mechanical ventilation with PEEP. Anesthesiology 42:45

103. Perschau RA, Pepine CJ, Nichols WN et al (1979) Instantaneous blood flow responses to positive end-expiratory pressure with spontaneous ventilation. Circulation 59:1312

104. Petty TL (1985) Editorial. Indicators of risk, course, and prognosis in adult respiratory distress sydrome (ARDS). Am Rev Respir Dis 132:471

105. Petty TL (1988) Editorial. ARDS: Refinement of concept and redefinition. Am Rev Respir Dis 138:724

106. Petty TL, Ashbaugh DG (1971) The adult respiratory distress syndrome: Clinical features, factors influencing prognosis and principles of management. Chest 60:233

107. Petty TL, Wayne Silvers G, Paul GW, Stanford RE (1979) Abnormalities in lung elastic properties and surfactant function in adult respiratory distress syndrome. Chest 75:571

108. Pontoppidan H, Geffin B, Lowenstein E (1973) Acute respiratory failure in the adult. Little Brown and Co. Boston

109. Poulton EP (1936) Left sided heart failure with pulmonary oedema. Its treatment with the "pulmonary plus pressure machine". Lancet 2:981

110. Powers SR (1974) The use of positive endexpiratory pressure (PEEP) for respiratory support. Surg Clin North Am 54:1125

111. Press WH, Flannery BP, Teukolsky SA, Vetterling WT (1988) Numerical recepies. Cambridge University Press. Cambridge New York New Rochelle Melbourne Sydney, pp. 547-562

112. Qvist J, Pontoppidan H, Wilson RS et al. (1975) Hemodynamic responses to mechanical ventilation with PEEP. Anesthesiology 42:45

113. Quirin E (1989) Die Beurteilung atemmechanischer Auswirkungen des positiven endexspiratorischen Druckes (PEEP) durch eine mathematische Verlaufsanalyse der dynamischen inspiratorischen Druck-Volumen-Kurve bei beatmeten Intensivpatienten. Dissertation Mainz

114. Rashkin MC, Bosken C, Baugham RP (1983) Oxygen delivery in critically ill patients. Relationship to blood lactate and survival. Chest 87:580

115. Rinaldo JE (1986) Letter. Indicators of risk, course and prognosis in adult respiratory distress syndrome. Am Rev Respir Dis 133:343

116. Rodarte JR, Hyatt RE, Rehder K et al. (1977) New tests for the detection of obstructive pulmonary disease: Critical review. Chest 72:762

117. Rose DM, Downs JB, Heenan TJ (1981) Temporal responses of functional residual capacity and oxygen tension to changes in positive end-expiratory pressure. Crit Care Med 9:79

118. Salazar E, Knowles JH (1964) An analysis of pressure-volume characteristics of the lungs. J Appl Physiol 19:97

119. SAS (1985) Procedures Guide for Personal Computer. SAS Institute Inc. North Carolina 27511-8000

120. SAS (1985) SAS/STAT Guide for Personal Computer. SAS Institute Inc. North Carolina 27511-8000

121. Scharff SM, Caldini P, Ingram RH (1977) Cardiovascular effects of increasing airway pressure in the dog. Am J Physiol 232:H35

122. Schonfeld SA, Ploysongsang Y, DiLisio R, Crissman JD, Miller E, Hammerschmidt DE, Jacob HS (1983) Fat embolism prophylaxis with corticosteroids. Ann Int Med 99:438

123. Shapiro BA, Cane RD, Harrison RA (1984) Positive end-expiratory pressure therapy in adults with special reference to acute lung injury: A review of the literature and suggested clinical correlations. Crit Care Med 12:127

124. Shinosaki T, Abajjan J (1965) Nitrogen washout computer. Am J Med Electronics 1:23

125. Simpson DL, Goodman M, Spector SL et al. (1978) Long-term follow-up and bronchial reactivity testing in survivors of the adult respiratory distress syndrome. Am Rev Respir Dis 117:449

126. Slutsky AS, Drazen JM, Ingram RH, Kamm RD, Shapiro AH, Fredber JJ, Loring SH, Lehr J (1980) Effective pulmonary ventilation with small oscillations at high frequency. Science 209:609

127. Snyder JV, Powner DJ (1982) Effects of mechanical ventilation on the measurement of cardiac output by thermodilution. Crit Care Med 10:677

128. Solomon DA (1978) Are small airways tests helpful in the detection of early airflow obstruction? Chest 74:567

129. Suter PM (1985) Assessment of respiratory mechanics in ARDS. In: Zapol WM, Falke KJ (eds) Acute respiratory failure. Marcel Dekker New York Basel, pp 507-519

130. Suter PM, Fairley HB, Isenberg MD (1975) Optimum endexpiratory pressure in patients with acute pulmonary failure. New Engl J Med 292:284

131. Suter PM, Fairley HB, Isenberg MD (1978) Effect of tidal volume and positive end-expiratory pressure on compliance during mechanical ventilation. Chest 73:158

132. Sybrecht G, Landau L, Murphy BG, Engel LA, Martin RR, Macklem PT (1976) Influence of posture on flow dependence of distribution of inhaled 133-Xe boli. J Appl Physiol 41:489

133. Tyler DC, Cheney FW (1979) Comparison of positive end-expiratory pressure and inspiratory positive plateau in ventilation of rabbits with experimental pulmonary edema. Anesth Analg 58:288

134. Ulmer WT (1988) Normalwerte des arteriellen O2-Partialdruckes. In: Zander R, Mertzlufft FO (Hrsg) Der Sauerstoffstatus des arteriellen Blutes. Karger Basel München Paris London New York New Dehli Singapore Tokyo Sydney, S. 60-64

135. Venus B, Copiozo GB, Jacobs HK (1980) Continuous positive airway pressure. The use of low levels in adult patients with artificial airways. Arch Surg 115:824

136. Venus B, Jacobs HK, Lim L (1979) Treatment of the adult respiratory distress syndrome with continuouspositive airway pressure. Chest 76:257

137. Wald A, Jason D, Murphy TW, Mazzia VDB (1969) A computer system for respiratory parameters. Comput Biomed Res 2:411

138. Wawersik J (1965) Pneumotachographie. Anaesthesist 14:259

139. Weibel ER (1963) Morphometry of the human lung. New York academic press. Springer Heidelberg New York

140. Weibel ER, Gil J (1977) Structure-Function relationships at the alveolar level. In: West JB (ed) Bioengineering aspects of the lung. Marcel Dekker New York Basel pp 1-81

141. Weigelt JA, Norcross JF, Borman KR, Snyder WH (1985) Early steroid therapy for respiratory failure. Arch Surg 120:536

142. West JB (1975) New advances in pulmonary gas exchange. Anesth Analg 54:409

143. Wilson AG, Jones HA, Hughes JMB (1974) Effect of posture on airway length and diameter. Respir Physiol 22:381

144. Wilson RS (1976) Monitoring the lung: mechanics and volume. Anesthesiology 45:135

145. Wolff G (1977) Die künstliche Beatmung auf Intensivstationen. Springer Berlin Heidelberg New York

146. Wolff G, Keller R, Suter PM (Hrsg) (1980) ARDS. Akutes Atemnotsyndrom des Erwachsenen. Springer Berlin Heidelberg New York

147. Wolff G (1989) Persönliche Mitteilung

148. Zander R (1988) Berechnung der arteriellen O2-Konzentration. In: Zander R, Mertzlufft FO (Hrsg) Der Sauerstoffstatus des arteriellen Blutes. Karger Basel München Paris London New York New Dehli Singapore Tokyo Sydney, S. 201-206

149. Zapol WM, Kobayashi K, Snider MT (1977) Vascular obstruction causes pulmonary hypertension in acute respiratory failure. Chest (suppl) 71:306

150. Zapol WM, Snider MT (1977) Pulmonary hypertension in severe acute respiratory failure. N Engl J Med 296:476

A. Berechnung der Parameter des pulmonalen Gasaustausches und der Hämodynamik (nach [93]):

1. Die Körperoberfläche BSA [m²]

$$BSA = KG^{0,425} \cdot GR^{0,725} \cdot 0,007184 \qquad \text{(A.1)}$$

$$KG \quad : \quad \text{Körpergewicht [kg]} \qquad \text{(A.2)}$$
$$GR \quad : \quad \text{Körpergröße [cm]}$$

2. Der Herzindex CI [l·min⁻¹·m⁻²]

$$CI = \frac{CO}{BSA} \qquad \text{(A.3)}$$

3. Der Index des peripheren Gefäßwiderstandes $TPRI$ [dyn·sec·cm⁻⁵m²]

$$TPRI = 80 \cdot \frac{MAP - ZVD}{CI} \qquad \text{(A.4)}$$

4. Der Index des pulmonalvaskulären Gefäßwiderstandes $PVRI$ [dyn·sec·cm⁻⁵·m²]

$$PVRI = 80 \cdot \frac{MPAP - PCWP}{CI} \qquad \text{(A.5)}$$

5. Der Oxygenierungsindex $Oxygind$ [ohne Dimension]

$$Oxygind = \frac{paO_2}{FiO_2} \qquad \text{(A.6)}$$

6. Der arterielle Sauerstoffgehalt caO₂ [ml/dl]

$$caO_2 = cHb \cdot saO_2 \cdot 0,0135 + 0,0034 \cdot paO_2 \qquad \text{(A.7)}$$

Die Konstante 0,0135 ergibt sich aus der Hüfner' Zahl 1,39 dividiert durch 100 (Angabe der Sättigung in %) und multipliziert mit 0,97 (Berücksichtigung von konstant 3% des vorhandenen Hämoglobins, welches nicht zum Sauerstofftransport zur Verfügung steht) (Zander 1988, [148]). Die Konstante 0,0034 entspricht dem Löslichkeitskoeffizienten von Sauerstoff bei einer mittleren Hämoglobinkonzentration von 10 g/dl.

7. Der gemischtvenöse Sauerstoffgehalt cvO_2 [ml/dl]

$$caO_2 \;=\; cHb \cdot svO_2 \cdot 0,0135 + 0,0034 \cdot pvO_2 \qquad (A.8)$$

Bedeutung der Konstanten wie unter **6.**

8. Der Index des Sauerstoffangebotes AO_2I [ml·min^{-1}·m^{-2}]

$$AO_2I \;=\; caO_2 \cdot CI \qquad (A.9)$$

9. Der Sauerstoffpartialdruck in der Alveole pAO_2 [mmHg]

$$pAO_2 \;=\; pBaro \cdot (FiO_2 - pAH_2O) - paCO_2$$

$pBaro :$ Luftdruck (Quecksilbermanometer)

$pAH_2O :$ Alveolärer Wasserdampfdruck; er wurde mit konstant 47 mmHg bei allen Messungen angenommen.

10. Die Alveolo-arterielle Sauerstoffdruckdifferenz $AaDO_2$ [mmHg]

$$AaDO_2 \;=\; pAO_2 - paO_2 \qquad (A.10)$$

11. Das veno-arterielle pulmonale Shuntvolumen Qs/Qt [%]

Die Berechnung erfolgte in Abhängigkeit des paO_2 nach verschiedenen Formeln.

Für einen paO_2 *ge* 150 mmHg:

$$\frac{Qs}{Qt} \;=\; AaDO_2 \cdot \frac{0,31}{AaDO_2 \cdot 0,0031 + caO_2 - cvO_2} \qquad (A.11)$$

Für einen $paO_2 < 150$ mmHg:

$$\frac{Qs}{Qt} \;=\; 100 \cdot \frac{ccO_2 - caO_2}{ccO_2 - cvO_2} \qquad (A.12)$$

$ccO_2 :$ pulmonal-kapillärer Sauerstoffgehalt (ml/dl)   (A.13)

$$ccO_2 \;=\; cHb \cdot 1,35 + 0,0034 \cdot pAO_2$$

Bedeutung der Konstanten wie unter **6.**; die kapilläre Sauerstoffsättigung wird mit 100% angenommen.

B. Allgemeine Daten der untersuchten Patienten

Tabelle B.1. Allgemeine Daten der untersuchten Patienten

Nr.	m/w	Alter [J]	Größe [cm]	Gewicht [kg]	LIS	Hauptdiagnose	Ausgang
1	m	36	180	77	2,5	Schädel-Hirn-Trauma	überlebt
2	m	43	170	80	2,1	Intracerebelläre Blutung, neurogenes Lungenödem, multiples Organversagen	Exitus
3	m	53	175	78	1,8	Nebennierentumor, Pneumothorax	überlebt
4	m	71	180	80	2,5	Oberlappenresektion chron. Emphysembronchitis	Exitus
5	m	47	170	65	3,8	Zust.n. Cholezystektomie Coloninterponat,Ösophagus-Ca.	überlebt
6	m	29	180	85	1,9	Polytrauma, schweres Thoraxtrauma mit Rippenserienfraktur, bds. schwere Lungenkontusion, Hämatopneumothorax	überlebt
7	m	55	174	80	2,0	Polytrauma, Gasbrand	Exitus
8	m	58	170	75	1,4	Intracerebrale Blutung, Aspiration	überlebt
9	m	66	175	73	2,8	Zustand nach Whipple-Operation, Oberbauchperitonitis	Exitus

Tabelle B.2. Allgemeine Daten der untersuchten Patienten (Fortsetzung)

Nr.	m/w	Alter [J]	Größe [cm]	Gewicht [kg]	LIS	Hauptdiagnose	Ausgang
10	m	55	180	100	2,3	Zustand nach perforiertem suprarenalem Bauchaortenaneurysma	Exitus
11	w	30	170	70	2,3	Polytrauma	überlebt
12	w	79	170	70	2,9	Zustand nach Lungenkontusion, Aspiration von Mageninhalt	Exitus
13	m	25	180	75	1,6	Polytrauma, Schädel-Hirn-Trauma, Pneumothorax	überlebt
14	m	65	170	75	3,0	Zustand nach Lungenmetastasenentfernung bei Plattenepithel-Ca des harten Gaumens	Exitus
15	w	39	165	65	1,6	Polytrauma, Rippenserienfraktur	überlebt
16	m	64	170	83	1,6	Zust.n. Cystoprostatektomie und Colonconduit, cardiogener Schock	Exitus
17	w	62	160	68	2,0	Zustand nach Hysterektomie,	überlebt

C. Daten der Hämodynamik und des pulmonalen Gasaustausches

Tabelle C.1. MAP [mmHg] (Mittelwert ± Standardabweichung)

ZDM	$PEEP$-Stufe	$ARDS$-Klasse 1	$ARDS$-Klasse 2	p
$ZDM1$	0	94,9 ± 12,2	80,7 ± 13,7	<0,01
$ZDM2$	+5	95,3 ± 10,8	82,1 ± 11,5	<0,01
$ZDM3$	+10	92,2 ± 10,3	78,4 ± 12,2	<0,01
$ZDM4$	+15	90,7 ± 15,1	77,0 ± 12,5	*n.s.*
$ZDM5$	Endeinst.	95,4 ± 14,3	81,5 ± 12,2	<0,01

Tabelle C.2. $MPAP$ [mmHg] (Mittelwert ± Standardabweichung)

ZDM	$PEEP$-Stufe	$ARDS$-Klasse 1	$ARDS$-Klasse 2	p
$ZDM1$	0	24,4 ± 5,1	33,4 ± 5,3	<0,01
$ZDM2$	+5	25,4 ± 5,0	34,3 ± 4,9	<0,01
$ZDM3$	+10	26,0 ± 5,5	35,2 ± 4,3	<0,01
$ZDM4$	+15	28,1 ± 4,6	37,0 ± 7,1	<0,01
$ZDM5$	Endeinst.	25,6 ± 6,0	33,6 ± 4,5	<0,01

Tabelle C.3. $PCWP$ [mmHg] (Mittelwert ± Standardabweichung)

ZDM	$PEEP$-Stufe	$ARDS$-Klasse 1	$ARDS$-Klasse 2	p
$ZDM1$	0	11,9 ± 3,3	10,2 ± 3,4	*n.s.*
$ZDM2$	+5	11,1 ± 3,5	10,8 ± 2,9	*n.s.*
$ZDM3$	+10	12,9 ± 3,7	11,4 ± 3,2	*n.s.*
$ZDM4$	+15	13,8 ± 4,0	15,2 ± 5,1	*n.s.*
$ZDM5$	Endeinst.	11,4 ± 3,6	10,8 ± 3,1	*n.s.*

Tabelle C.4. CI [l·min^{-1}·m^{-2}] (Mittelwert ± Standardabweichung)

ZDM	$PEEP$-Stufe	$ARDS$-Klasse 1	$ARDS$-Klasse 2	p
$ZDM1$	0	3,9 ± 0,9	4,5 ± 0,7	<0,05
$ZDM2$	+5	3,9 ± 0,8	4,5 ± 0,6	<0,05
$ZDM3$	+10	3,9 ± 0,9	4,5 ± 0,6	<0,05
$ZDM4$	+15	3,9 ± 0,7	4,3 ± 0,5	<0,05
$ZDM5$	Endeinst.	3,9 ± 0,8	4,4 ± 0,5	<0,05

Tabelle C.5. $TPRI$ [dyn·sec·cm^{-5}·m^2] Median (25% / 75% Quantile)

ZDM	$PEEP$-Stufe	$ARDS$-Klasse 1	$ARDS$-Klasse 2	p
$ZDM1$	0	1688 (1422/1992)	1331 (960/1482)	<0,01
$ZDM2$	+5	1717 (1484/1992)	1238 (1117/1371)	<0,01
$ZDM3$	+10	1691 (1369/1853)	1093 (940/1378)	<0,01
$ZDM4$	+15	1878 (1436/1900)	978 (947/1339)	<0,01
$ZDM5$	Endeinst.	1705 (1458/2072)	1229 (1131/1508)	<0,01

Tabelle C.6. $PVRI$ [dyn·sec·cm^{-5}·m^2] Median (25% / 75% -Quantile)

ZDM	$PEEP$-Stufe	$ARDS$-Klasse 1	$ARDS$-Klasse 2	p
$ZDM1$	0	263 (200/335)	434 (329/465)	<0,01
$ZDM2$	+5	299 (221/336)	438 (356/476)	<0,01
$ZDM3$	+10	263 (206/356)	460 (391/504)	<0,01
$ZDM4$	+15	313 (174/402)	399 (384/420)	<0,01
$ZDM5$	Endeinst.	321 (212/402)	434 (335/493)	<0,01

Tabelle C.7. Qs/Qt [%] Median (25% / 75% -Quantile)

ZDM	$PEEP$-Stufe	$ARDS$-Klasse 1	$ARDS$-Klasse 2	p
$ZDM1$	0	31 (23/45)	59 (53/61)	<0,01
$ZDM2$	+5	28 (24/40)	50 (47/57)	<0,01
$ZDM3$	+10	27 (22/43)	48 (40/52)	<0,01
$ZDM4$	+15	21 (16/37)	47 (36/51)	<0,01
$ZDM5$	Endeinst.	28 (22/42)	47 (45/53)	<0,01

Tabelle C.8. paO_2 [mmHg] Median (25% -Quantile / 75% -Quantile)

ZDM	$PEEP$-Stufe	$ARDS$-Klasse 1	$ARDS$-Klasse 2	p
$ZDM1$	0	74,2 (57,2/ 89,9)	45,4 (41,2/53,4)	<0,01
$ZDM2$	+5	82,2 (64,7/ 98,4)	52,9 (46,0/57,4)	<0,01
$ZDM3$	+10	91,6 (67,0/105,8)	59,3 (51,8/66,7)	<0,01
$ZDM4$	+15	104,8 (76,8/129,6)	71,9 (64,2/73,3)	<0,01
$ZDM5$	Endeinst.	85,0 (68,0/ 99,1)	58,5 (49,5/62,4)	<0,01

Tabelle C.9. Oxygind Median (25% -Quantile / 75% -Quantile)

ZDM	$PEEP$-Stufe	$ARDS$-Klasse 1	$ARDS$-Klasse 2	p
$ZDM1$	0	183,3 (127,1/224,8)	87,6 (74,8/ 91,3)	<0,01
$ZDM2$	+5	202,3 (139,5/246,0)	92,2 (82,0/114,8)	<0,01
$ZDM3$	+10	222,5 (149,1/258,5)	102,5 (88,3/133,4)	<0,01
$ZDM4$	+15	262,0 (186,7/324,0)	126,4 (120,0/143,6)	<0,01
$ZDM5$	Endeinst.	208,3 (141,3/247,8)	110,8 (88,8/130,2)	<0,01

Tabelle C.10. saO_2 [%] (Mittelwert $\pm$ Standardabweichung)

ZDM	$PEEP$-Stufe	$ARDS$-Klasse 1	$ARDS$-Klasse 2	p
$ZDM1$	0	89,2 $\pm$ 6,0	75,9 $\pm$ 5,5	<0,01
$ZDM2$	+5	90,6 $\pm$ 5,0	79,7 $\pm$ 6,1	<0,01
$ZDM3$	+10	91,2 $\pm$ 4,9	83,0 $\pm$ 6,3	<0,01
$ZDM4$	+15	91,8 $\pm$ 7,1	87,4 $\pm$ 4,4	*n.s.*
$ZDM5$	Endeinst.	91,2 $\pm$ 4,5	82,8 $\pm$ 6,3	<0,01

Tabelle C.11. caO_2 [ml/dl] (Mittelwert $\pm$ Standardabweichung)

ZDM	$PEEP$-Stufe	$ARDS$-Klasse 1	$ARDS$-Klasse 2	p
$ZDM1$	0	$14,7 \pm 1,8$	$12,7 \pm 2,2$	$<0,01$
$ZDM2$	+5	$14,8 \pm 1,7$	$13,4 \pm 2,1$	$<0,05$
$ZDM3$	+10	$14,9 \pm 1,8$	$13,6 \pm 2,2$	$n.s.$
$ZDM4$	+15	$15,1 \pm 2,1$	$13,3 \pm 1,9$	$n.s.$
$ZDM5$	Endeinst.	$14,9 \pm 1,7$	$13,9 \pm 1,9$	$n.s.$

Tabelle C.12. AO_2I [ml·min^{-1}·m^{-2}] (Mittelwert $\pm$ Standardabweichung)

ZDM	$PEEP$-Stufe	$ARDS$-Klasse 1	$ARDS$-Klasse 2	p
$ZDM1$	0	571 ± 139	565 ± 99	$n.s.$
$ZDM2$	+5	579 ± 137	595 ± 76	$n.s.$
$ZDM3$	+10	580 ± 145	603 ± 103	$n.s.$
$ZDM4$	+15	588 ± 135	572 ± 59	$n.s.$
$ZDM5$	Endeinst.	583 ± 137	599 ± 81	$n.s.$

Tabelle C.13. pvO_2 [mmHg] (Mittelwert $\pm$ Standardabweichung)

ZDM	$PEEP$-Stufe	$ARDS$-Klasse 1	$ARDS$-Klasse 2	p
$ZDM1$	0	$37,0 \pm 5,1$	$33,4 \pm 9,7$	$<0,01$
$ZDM2$	+5	$37,5 \pm 4,8$	$34,0 \pm 4,1$	$<0,01$
$ZDM3$	+10	$38,4 \pm 5,7$	$35,8 \pm 3,4$	$<0,05$
$ZDM4$	+15	$41,3 \pm 5,4$	$39,6 \pm 3,7$	$n.s.$
$ZDM5$	Endeinst.	$37,8 \pm 5,9$	$36,3 \pm 4,9$	$n.s.$

D. Beatmungsdruckwerte

Tabelle D.1. p_{insp} [cmH$_2$O] Median (25% - / 75% -Quantile)

ZDM	$PEEP$-Stufe	$ARDS$-Klasse 1	$ARDS$-Klasse 2	p
$ZDM1$	0	26,0 (23,6/29,7)	49,9 (35,5/58,1)	<0,01
$ZDM2$	+5	30,6 (26,6/34,1)	53,1 (41,6/61,9)	<0,01
$ZDM3$	+10	35,5 (31,9/39,8)	53,2 (47,7/74,3)	<0,01
$ZDM4$	+15	40,6 (37,6/45,4)	51,5 (49,6/52,9)	<0,01
$ZDM5$	Endeinst.	30,8 (24,8/36,7)	52,5 (43,3/64,0)	<0,01

Tabelle D.2. p_{pause} [cmH$_2$O] Median (25% - / 75% -Quantile)

ZDM	$PEEP$-Stufe	$ARDS$-Klasse 1	$ARDS$-Klasse 2	p
$ZDM1$	0	20,6 (17,6/24,8)	44,0 (26,7/52,4)	<0,01
$ZDM2$	+5	24,5 (21,6/28,3)	48,6 (31,3/54,6)	<0,01
$ZDM3$	+10	29,1 (26,7/33,5)	53,1 (41,1/60,2)	<0,01
$ZDM4$	+15	36,6 (32,8/40,1)	49,4 (45,7/50,3)	<0,01
$ZDM5$	Endeinst.	24,5 (19,6/30,2)	48,6 (38,2/55,6)	<0,01

Tabelle D.3. $p_{endexsp}$ [cmH$_2$O] (Mittelwert $\pm$ Standardabweichung)

ZDM	$PEEP$-Stufe	$ARDS$-Klasse 1	$ARDS$-Klasse 2	p
$ZDM1$	0	1,2 $\pm$ 1,9	1,1 $\pm$ 0,6	$n.s.$
$ZDM2$	+5	6,4 $\pm$ 1,2	6,0 $\pm$ 1,0	$n.s.$
$ZDM3$	+10	12,3 $\pm$ 1,6	12,1 $\pm$ 1,6	$n.s.$
$ZDM4$	+15	18,7 $\pm$ 2,1	17,1 $\pm$ 2,6	$n.s.$
$ZDM5$	Endeinst.	5,0 $\pm$ 3,4	10,1 $\pm$ 5,1	<0,01